La enzima
para rejuvenecer

Por el autor del *Bestseller* mundial:
La enzima prodigiosa

Doctor Hiromi Shinya

Jefe de la Unidad de Endoscopía Quirúrgica del
Centro MédicoBeth Israel y Profesor Clínico de Cirugía
de la Escuela de Medicina Albert Einstein

La enzima
para rejuvenecer

Revierta el envejecimiento
Revitalice sus células
Restaure su vigor

AGUILAR

D. R. © Hiromi Shiya
Título original: *The Rejuvenation Enzyme*
Publicado en inglés por Millichap Books, LLC.

De esta edición:
D. R. © Santillana Ediciones Generales, S.A. de C.V., 2013.
Av. Río Mixcoac 274, Col. Acacias
México, D.F., 03240

Primera edición en Aguilar: junio de 2013.
ISBN: 978-607-11-2614-6
Traducción: Sandra Rodríguez
Adaptación de cubierta y de interiores: Patricia Pérez

Impreso en México

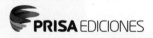

Contenido

1

¿Por qué escribí este libro?

Desde hace muchos años, he hablado a mis pacientes y escrito en mis libros acerca de la importancia de alimentarse de forma correcta. Literalmente, uno es lo que come y bebe. Sigo diciendo esto porque nadie ve los efectos que la dieta tiene sobre el cuerpo más claramente que yo al examinar los intestinos.

Cuando empecé a ejercer, no sabíamos tanto como ahora acerca de la relación entre nutrición y salud. Como soy gastroenterólogo, es natural que empezara a pensar acerca de lo que mis pacientes estaban comiendo y su relación con el estado de su colon. Comencé a preguntarles a mis pacientes lo que comían y cuánta agua bebían. Al mismo tiempo, fui notando un patrón en el estado de los intestinos de quienes consumían muchos lácteos y carne, distinto al de los que comían principalmente verduras y granos enteros. También llegué a entender que mucha gente –quizá la mayoría– está deshidratada por no beber suficiente agua.

Desde 1963, he ejercido la mitad del año en Estados Unidos y la otra mitad en Japón, y empecé a notar una diferencia entre los intestinos de japoneses y estadounidenses. También advertí la diferencia entre los intestinos de japoneses que habían adoptado una dieta occidental, en especial los de aquellos que estaban comiendo carne y bebiendo leche, y los de quienes todavía consumían principalmente arroz y pescados pequeños.

Los japoneses no acostumbraban beber mucha leche de vaca hasta después de la Segunda Guerra Mundial, y sus estómagos no habían evolucionado a lo largo de generaciones de manera que pudieran digerirla fácilmente. Mi historia personal sobre la forma en que llegué a detectar esto es muy triste. En 1963, me vine a vivir a Nueva York con mi joven esposa para empezar un programa de residencia en cirugía en el Centro Médico Beth Israel. Mi mujer no estaba bien, y como pasaba mucho tiempo enferma, no podía amamantar a nuestra hija recién nacida, así que empezamos a darle leche de fórmula para lactantes hecha a base de leche de vaca. La bebé lloraba mucho y con frecuencia producía heces acuosas. Luego le salió una erupción en toda la piel. Tenía comezón y se sentía terrible. Mi esposa se embarazó de nuevo y nació mi hijo. Estábamos felices, pero al poco tiempo él desarrolló sangrado rectal. Alrededor de esas fechas, yo estaba ayudando a desarrollar el primer colonoscopio, y con cuidado utilicé una versión minúscula y rudimentaria para examinar a mi hijito. Su colon estaba inflamado y tenía lo que llamamos "colitis ulcerosa".

Empecé a investigar qué podría estar causando esos problemas. Pensé que quizá era la leche de vaca en la fórmula para bebés. Así que les retiramos esa leche y mi hijo y mi hija rápidamente mejoraron. De niña, mi esposa había asistido a una escuela conventual de tipo occidental en Japón. Como gesto de buena voluntad, Estados Unidos donaba leche a la escuela para ayudar a los niños japoneses. Desafortunadamente, en ese entonces nadie entendía lo suficiente para detectar que muchos niños japoneses no podían digerir la leche y empezaron a tener problemas estomacales e intestinales. Ahora sé que mi esposa era alérgica a la leche, al igual que lo fueron después nuestros dos hijos. La exposición en repetidas ocasiones a este alimento le desató una reacción alérgica y su sistema inmune se volvió excesivamente sensible. Luego, se le diagnosticó lupus, una enfermedad autoinmune.

Para estas alturas, ya era médico y trabajaba en un hospital muy conocido en Nueva York, pero nada de lo que mis colegas o yo probábamos ayudaba a mi bella y joven esposa. Cuando falleció, se me rompió el corazón por ella, por nuestra familia y por las limitaciones que percibía en mí mismo y la profesión que había elegido, en la que me había adentrado con tanta fe, pasión y amor.

Decidí ir más allá de los tratamientos que en ese momento realizábamos, principalmente enfocados a aliviar los síntomas de la enfermedad. Yo quería saber por qué algunas personas estaban enfermas, mientras muchas estaban sanas; por lo que me propuse entender cómo un cuerpo sano se protege a sí mismo contra la enfermedad. Quería aprender cómo trabajar junto con el cuerpo para fomentar la salud y curar la enfermedad.

Las observaciones que hacía cada día al comparar la dieta y la salud del colon me convencieron de que los alimentos que comemos y el agua que bebemos se relacionan directamente con la salud que manifestamos. He dedicado más de cincuenta años a ampliar esta área del conocimiento. Muchos científicos excelentes están explorando ideas similares, con resultados prometedores. De hecho, la medicina nutricional se está beneficiando gracias a descubrimientos sobre lo que sucede en el cuerpo, incluso a nivel celular. En la actualidad, ése es uno de los campos más emocionantes para los investigadores. En especial, a mí me interesan las nuevas investigaciones que demuestran que las células senescentes (yo las llamo zombis) pueden provocar muchos de los efectos del envejecimiento. Numerosos investigadores habían pensado que estas células sólo eran desechos muertos no perjudiciales que flotaban en el cuerpo. Ahora empiezan a darse cuenta de que esas células dañadas y sucias no están muertas en absoluto, sino que, de hecho, pueden ser una de las razones por las que nuestro cuerpo envejece.

Mis observaciones me han convencido de que la eliminación de desechos en las células es tan importante como la eliminación de desechos del colon. He estado trabajando con una nueva clase de enzimas que llamo "nuevas enzimas" o "enzimas rejuvenecedoras". Pienso que estas enzimas rejuvenecedoras pueden desencadenar un proceso corporal que destruye las células zombis, en un proceso que ayude a mantener la piel suave y flexible, así como conservar huesos fuertes, sangre sana, arterias lisas y un colon limpio de color rosa.

Cuando yo era niño, mis padres me enviaron a estudiar artes marciales. En Japón, las artes marciales eran consideradas como parte esencial de la educación de un joven. Las habilidades que aprendí entonces resultaron inmensamente valiosas en mi vida posterior. Por ejemplo, gracias a ese entrenamiento, aprendí a usar bien tanto mi mano derecha como mi mano izquierda. Este talento fue una de las razones por las que me volví un cirujano muy hábil y fui elegido cuando apenas iniciaba mi carrera para fungir como asistente del famoso doctor Crohn en el quirófano del Hospital Beth Israel, lo cual me colocó en el camino para convertirme en gastroenterólogo.

Otra cosa valiosa que aprendí gracias a esa educación temprana fue la importancia de fluir. Había que mantenerse en flujo constante. Si uno estaba bloqueado o titubeaba, el oponente podía hacerle perder el equilibrio, derribarlo y mantenerlo inmovilizado en el piso. Veo el mismo fenómeno en mi quehacer como médico. Si el flujo de sus intestinos está bloqueado, el cuerpo pierde el equilibrio y la enfermedad puede llegar e imponerse. Lo mismo sucede con el flujo sanguíneo. Si la sangre es pegajosa y forma coágulos en vez de moverse sin complicaciones, las arterias pueden volverse rígidas por la placa. Las enfermedades cardiovasculares y las apoplejías surgen como consecuencia de ello.

En ese salón de clases de artes marciales de mi infancia, nuestro maestro llamaba *qi* a ese flujo. *Qi* es una palabra que puede traducirse como fuerza vital. Eso suena bien, pero es demasiado ambiguo como para ser útil. La fuerza vital da vida a todo, de modo que todo tiene fuerza vital, ¿correcto? Sí, pero algunas cosas poseen una fuerza vital más intensa que otras.

Cuando hablo sobre la fuerza vital de la comida, se puede adivinar que la de plantas sanas, cultivadas en tierra rica en minerales y libre de pesticidas, será superior a la fuerza vital de las plantas cultivadas con químicos, rociadas con insecticida y trasladadas a miles de kilómetros de distancia unos días después de ser cosechadas. Algunos superalimentos tienen una cantidad espectacular de fuerza vital, que se concentra para formar moras oscuras y ricas en antocianina. Por lo general, estos alimentos son especies adaptadas a un entorno especialmente difícil al aprender a protegerse con estrategias para almacenar su fuerza vital.

Mi maestro de esa época también nos enseñó que el *qi* era la autodefensa natural del cuerpo. Si en algún momento esperábamos llegar a dominar el arte de la autodefensa, necesitábamos aprender a trabajar con nuestro propio *qi*. Al investigar maneras de deshacernos de proteína dañina y defectuosa en nuestras células, recordé esa enseñanza y primero revisé el sistema inmune natural del cuerpo para ver si poseía algún mecanismo natural de autodefensa que le permitiera hacer frente al problema. ¡Y sí lo tenía! El cuerpo limpiará su propia basura, si lo ayudamos a activar su sistema inmune natural.

Estoy escribiendo este libro porque tengo grandes deseos de compartir con usted lo que he aprendido acerca de cómo aumentar la asombrosa habilidad de su propio cuerpo de prevenir y curar enfermedades. La desintoxicación intracelular es una clave importante para el flujo del *qi*.

Sabemos que un número creciente de personas está sufriendo demencia, mal de Alzheimer o los efectos de una apoplejía. La basura puede acumularse en las células de su cerebro y convertirse en placa pegajosa, la cual interfiere con el disparo de neuronas y propicia el inicio o la evolución de la demencia y el mal de Alzheimer. Incluso, puede desencadenar una apoplejía. Las células que están envejeciendo también pueden volvernos más propensos a contraer enfermedades infecciosas. Estas células además pueden ocasionar cánceres. El funcionamiento apropiado de las células que componen el cuerpo es la base de la vitalidad y la salud.

2

Restaure su vigor de juventud

La basura intracelular quita vitalidad a
las personas

Algunos de mis pacientes me dicen que notan una re-
pentina baja de fortaleza a edades tan tempranas como
los treinta años. Algunos afirman que ya no pueden trabajar o jugar con tanta intensidad como antes. Quizá
usted no haya experimentado un cambio tan pronun-
ciado, pero sí ha sentido que necesita más tiempo que
antes para recuperarse de la fatiga. Tal vez le resulte
más difícil sentirse motivado, o no pueda tolerar tanto
alcohol como en el pasado. Conforme envejecemos,
¿es inevitable este declive en nuestra salud? ¿Nuestros
cuerpos y mentes forzosamente se sentirán más exhaus-
tos y serán más propensos a contraer enfermedades,
como cáncer o males de adultos relacionados con el
estilo de vida?

Sí... y no. Es natural que tengamos cierto declive gradual en el nivel de nuestro funcionamiento físico en tanto nos volvemos mayores. Sin embargo, este declive físico puede mitigarse, y a veces revertirse, al aprender cómo trabajar con el sistema natural de regeneración que el cuerpo posee.

El cuerpo humano está compuesto por cuarenta a sesenta millones de millones de células. Dentro de éstas hay órganos llamados mitocondrias que crean la energía necesaria para todas nuestras actividades. Los nutrientes de los alimentos que consumimos y el oxígeno que respiramos llegan a esas mitocondrias, donde se transforman en energía. Si las células gozan de buena salud, la conversión a energía se produce de manera correcta. Si esta condición se mantiene, uno puede disfrutar de salud y vitalidad, independientemente del avance de la edad. Sin embargo, cuando hay basura almacenada dentro de las células, la mitocondria no puede funcionar de manera eficiente. Si usted se quedara dentro de un cuarto con montones de basura, finalmente empezaría a sentirse enfermo y su energía decaería. Si se imagina las células de su cuerpo en esa habitación llena de basura, empezaría a ver cómo puede peligrar el funcionamiento de los convertidores de energía en sus células: las mitocondrias.

Es necesario limpiar la basura del "cuarto" –es decir, de las células– para restaurar la salud del cuerpo. Esto es lo que quiero decir con desintoxicación intracelular (*intra* significa dentro; intracelular literalmente quiere decir "dentro de las células"). Creo que la desintoxicación intracelular es la clave para la salud y para tener una vida con vigor juvenil. Si se despierta por la mañana con sensación de cansancio, probablemente tiene basura en las células. A menos que elimine esta basura, sus células no podrán trabajar eficientemente y, como consecuencia, no generarán energía.

Sabemos que un número creciente de personas está sufriendo demencia, mal de Alzheimer o los efectos de una apoplejía. La basura puede acumularse en las células de su cerebro y convertirse en placa pegajosa, la cual interfiere con el disparo de neuronas y propicia el inicio o la evolución de la demencia y el mal de Alzheimer. Incluso, puede desencadenar una apoplejía. Las células que están envejeciendo también pueden volvernos más propensos a contraer enfermedades infecciosas. Estas células de hecho pueden conducir a uno o más de los muchos tipos de cáncer. El funcionamiento apropiado de los millones de millones de células que componen su cuerpo es la base de la vitalidad y la salud.

Proteínas defectuosas

A algunas personas se les dificulta comprender plenamente cómo la basura dentro de nuestras células desencadena una salud física deficiente e incluso enfermedades.

La mayor parte de esta basura es proteína defectuosa sin utilidad. ¿Cómo es que desechos basados en proteína pueden flotar dentro de las células?

Los nutrientes que tomamos de los alimentos son digeridos y absorbidos en nuestros intestinos y llevados a todas las células por medio de nuestra sangre. La proteína es uno de estos nutrientes. La comida se descompone en aminoácidos en el intestino delgado y luego nuevas proteínas se sintetizan en las células. Una cantidad considerable de desechos –proteínas defectuosas– es producida de manera natural durante este proceso de síntesis. Una dieta que consista principalmente en alimentos derivados de animales, como carne, leche y otros productos lácteos, genera mucha proteína defectuosa o basura. Todos estamos cargando en nuestras células una gran cantidad de esta basura que no ha sido degradada por completo. Conforme envejecemos, estos desechos se acumulan y, como en cualquier basurero municipal, la basura acumulada se vuelve tóxica.

Para entender el problema de dicha basura en nuestras células, conviene considerar la de nuestros intestinos. En general, llamamos estreñimiento a lo que pasa cuando los alimentos no son digeridos ni plenamente eliminados. Cuando el estreñimiento es un estado crónico, varias sustancias tóxicas se generan a partir de la acumulación de heces en el colon, creando un olor fétido. Si continúa el estreñimiento, el entorno intestinal se deteriora, provocando hinchazón abdominal y eliminación incómoda. Si no se le da tratamiento, puede causar inflamación del intestino, diverticulitis, pólipos o, peor todavía, cánceres de colon.

Además, gas peligroso y/o proteínas de origen animal oxidan la sangre, lo cual tiene un efecto adverso en las funciones intestinales y crea un círculo vicioso de mayor deterioro intestinal, lo que a su vez conduce a todos los distintos tipos de males metabólicos, o relacionados con estilo de vida; a reacciones alérgicas como dermatitis atópica y, de nuevo, propensión al cáncer.

Si usted ha leído mis otros libros, probablemente sepa que me he concientizado respecto a las "características del estómago" y a las "características del intestino", gracias a mi observación de más de 350 000 estómagos e intestinos por medio de un colonoscopio, a lo largo de muchas décadas de ejercer la gastroenterología. Las características del intestino de la gente con basura en ese órgano, sobra decirlo, son poco deseables. Sus actividades son lentas, lo cual provoca gas excesivo, además de que las paredes intestinales son duras, gruesas y carentes de elasticidad, lo cual inhibe los movimientos peristálticos. Estas características intestinales deficientes son los barómetros de varios problemas de salud y enfermedades. La eliminación de desechos o basura es esencial para mejorar estas características intestinales deterioradas y recobrar la salud.

El problema del estreñimiento no se limita a causar incomodidad por defecación, sino que pone a prueba la salud del cuerpo entero.

Las células también padecen de estreñimiento

La basura acumulada dentro de nuestras células básicamente está compuesta por proteínas defectuosas. Esta basura es similar al desecho que permanece en nuestros intestinos. Nuestras células permanecerán "estreñidas" a menos que se elimine esta basura.

Cuando somos jóvenes, un poco de basura no necesariamente pone en peligro nuestra salud y energía; pero cuando llegamos a los cuarenta o cincuenta años, la basura acumulada puede limitar las actividades de nuestras células y hacernos propensos a la fatiga y la enfermedad. Esta ineficiencia, que se incrementa conforme envejecemos, se atribuye a la limitada producción de energía de nuestras mitocondrias, debida a su vez a la basura que hay dentro de nuestras células. No es correcto culpar de este ineficiente metabolismo sólo al envejecimiento. Si le damos el cuidado apropiado a nuestro cuerpo, podemos vivir una vida llena de energía a pesar del avance de la edad.

Estoy seguro de que ahora usted desea saber cómo eliminar la basura intracelular. Necesita estar consciente de que ya tenemos un sistema de desintoxicación dentro de nuestras células, digamos, un triturador de basura intracelular.

Las enzimas rejuvenecedoras que llamo "nuevas enzimas" están involucradas en este sistema de desintoxicación. Dependiendo de la eficiencia de estas enzimas, se puede retirar la basura intracelular y, más allá de eso, incluso puede reciclarse y reutilizarse.

Una dieta que consista principalmente de alimentos de origen animal como carne, leche y otros productos lácteos genera mucha proteína defectuosa o basura. Todos estamos transportando en nuestras células una gran cantidad de esta basura que no se ha degradado por completo. Conforme envejecemos, estos desechos se acumulan y, como en cualquier basurero, se vuelven tóxicos.

3

Las enzimas rejuvenecedoras

Hay varios tipos de enzimas rejuvenecedoras dentro de las células. Una de las que se han descubierto más recientemente involucra un gran complejo de proteínas llamado proteasoma, que se encuentra dentro de ciertas células. La función principal del proteasoma es degradar las proteínas innecesarias o dañadas, más o menos como si fuera un triturador de papel, pero mediante una reacción química. Las enzimas que realizan estas reacciones se llaman proteasas. Las proteínas deficientes dentro de las células están marcadas para ser fácilmente identificables y los proteasomas capturarán esas proteínas marcadas para su descomposición. Este hecho está considerado como altamente relevante para el campo de la biociencia. De hecho, tres científicos estadounidenses recibieron un Premio Nobel en Química en 2004 por este descubrimiento.

Lisosomas, bolsas suicidas de células defectuosas

Nuestro cuerpo también tiene un sistema de desintoxicación llamado autofagia, que es un sistema de desecho de basura a mayor escala que la de proteasomas. La autofagia, en combinación con estructuras llamadas lisosomas, captará pequeños organelos, mitocondrias degradadas, partículas de alimentos y productos de desecho dentro de nuestras células y los descompondrá. En el proceso de autofagia, muchos de esos materiales descompuestos y moléculas defectuosas de "basura", de hecho, pueden reciclarse; es decir, sintetizarse en proteínas que puedan ser utilizadas por el cuerpo. Los lisosomas fueron descubiertos por el citólogo belga Christian de Duve en la década de los sesenta.

La función de la autofagia puede compararse con la de un equipo de fuerzas especiales que trabaja en una inmensa planta de reciclaje. Los trabajadores principales en este equipo son los lisosomas y sesenta variedades de enzimas que poseen superpoderes. A estas enzimas las denomino "nuevas enzimas" o "enzimas rejuvenecedoras". Las proteínas llamadas chaperones moleculares también trabajan duro en la planta de reciclaje. Estas proteínas chaperonas son indispensables para la desintoxicación celular. Los chaperones depositan enzimas viejas e inútiles y otras proteínas defectuosas en la lisosoma, bolsa para digerir, con vistas a renovación y reutilización. Usted puede pensar en los chaperones como si fueran intendentes que recogieran los desechos que hay dentro de nuestras células y luego depositarlos en la cámara de reciclaje del lisosoma, donde se digieren los desechos y se crean nuevas cadenas de proteínas.

Por lo tanto, la limpieza de nuestras células se realiza sin dificultad gracias a la interacción de estos tres sistemas: triturador dentro de las células (enzima proteasa), planta de reciclaje (autofagia) y bote de basura o bolsa de digestión intracelular (lisosoma). También los científicos le han puesto un apodo a los lisosomas, "bolsas suicidas", porque lo que sucede en ellas es la destrucción de una célula por medio de la acción de sus propias enzimas.

¿Exactamente cómo sucede esto? Los lisosomas son organelos celulares que contienen enzimas de hidrolasa ácida para descomponer materiales de desperdicio y desechos celulares. Pueden entenderse como el "estómago" de la célula.

Los lisosomas digieren organelos excesivos o desgastados y partículas de alimentos, además de atrapar virus o bacterias. La membrana que rodea un lisosoma permite que las enzimas trabajen con el pH de 4.5 que requieren.

Lisosomas…

Enzimas de hidrolasa…

Autofagia…

Éstos no son términos cotidianos, aunque sean parte de nosotros. A pesar de que todavía no sean cuestiones del dominio público, estudios recientes realizados por científicos bioquímicos han revelado estos mecanismos impresionantemente eficientes de desintoxicación intracelular, parte de la sorprendente habilidad natural del cuerpo para preservar su propia salud.

Nota: los lisosomas son organelos celulares que contienen enzimas de hidrolasa ácida para degradar materiales de desperdicio y desechos celulares. Pueden describirse como el estómago de la célula. Los lisosomas digieren organelos excesivos o desgastados y partículas de alimentos, además de capturar virus y bacterias. La membrana que rodea al lisosoma permite que las enzimas digestivas trabajen con el pH de 4.5 que requieren. Los lisosomas se fusionan con las vacuolas, a las que hacen llegar sus enzimas, digiriendo su contenido. Se crean al agregar enzimas hidrolíticas a endosomas tempranos del aparato de Golgi. El nombre lisosoma deriva de las palabras griegas lisis, separar, y soma, cuerpo. Los biólogos celulares frecuentemente los llaman por sus apodos, "bolsas suicidas" o "sacos suicidas", debido a su autolisis.

4

La planta de reciclaje de su cuerpo

A estas alturas, usted empezará a entender los mecanismos que permiten a su cuerpo realizar la desintoxicación intracelular. La gente con fatiga crónica o condición física deficiente puede estar produciendo en sus células una enorme cantidad de basura que exceda el volumen que los trabajadores encargados de demoler y reciclar puedan manejar. Esto no significa que no funcionen sus enzimas rejuvenecedoras. De hecho, probablemente estén trabajando demasiado. Sin importar qué tan competentes sean esos trabajadores, no podrán hacer su tarea de manera eficaz si tienen una carga desmesurada de trabajo porque deben enfrentar un exceso de basura. Si esta condición continúa durante mucho tiempo, perderán su habilidad para mantener el ritmo necesario.

Recientemente, en Japón se reportaron incidentes como la muerte de oficinistas por exceso de trabajo;

este problema se ha convertido en una causa social. De manera similar, a veces las enzimas tienen excesiva carga de trabajo, pues se enfrentan a la tarea casi imposible de enfrentar una cantidad masiva de basura. A veces, la solución es descanso. Sin embargo, ¿qué se puede hacer si la fatiga no desaparece pese a muchas horas de sueño? El descanso es importante, pero un ligero incremento en la duración del sueño no disminuye la fatiga de células ineficientes.

¿Debemos nutrirnos más? Suplementar la alimentación es importante, pero no lleva a la eliminación de basura dentro de nuestras células, si el supuesto apoyo alimenticio proporciona calorías adicionales. ¿Necesitamos consumir más proteína? Muchas personas creen que comer carne incrementa la resistencia. Sin embargo, el consumo excesivo de productos cárnicos sólo conduce a más basura en nuestros intestinos y células. No proporciona verdaderos nutrientes y, por el contrario, es una carga para nuestro cuerpo. Necesitamos olvidarnos de las ideas convencionales y encontrar una nueva respuesta.

Creo que esa respuesta está en entender el sencillo hecho de la autofagia, la planta de reciclaje dentro de nuestras células. Si usted no puede recobrar la vitalidad tras tomar vacaciones o descansar, quizá desee seguir leyendo para aprender más acerca de cierto mecanismo sencillo que proporciona vitalidad a su propia planta de reciclaje celular.

El hambre es sana, dé nuevo vigor a sus células al no comer

Podemos desencadenar el elegante mecanismo de reciclaje de nuestro propio cuerpo para que limpie las células viejas y dañadas. Funciona debido a un mecanismo que el cuerpo humano desarrolló para lidiar con los periodos de escasez de alimentos que nuestros remotos antepasados enfrentaban. Para explicarlo brevemente, si aparece la inanición, se activa la autofagia. Cómo y por qué sucede esto son temas que el profesor Noburu Mizushima de la Universidad de Medicina de Tokio ha descrito en detalle.

Cada vez que comemos, nutrientes de los alimentos se absorben en nuestros vasos sanguíneos desde nuestros intestinos, y nuestros glóbulos rojos llevan los nutrientes a todos los 60-100 millones de millones de células de nuestro cuerpo. Cuando esta entrega de nutrientes se interrumpe, el cuerpo entra en estado de inanición. La ciencia convencional de la nutrición insiste en que debe realizarse un balance correcto de los nutrientes necesarios a fin de prevenir la inanición. La orientación nutrimental se basa en hacer tres comidas al día para contar con la dotación necesaria de calorías y realizar las actividades diarias. Todo eso está muy bien, pero un flujo tan constante de nutrientes, de hecho, inhibe la activación de la autofagia y a la larga contribuye a la acumulación de proteínas defectuosas

La enzima para *rejuvenecer*

y basura dentro de nuestras células. Le hemos dado poca importancia a esta idea porque apenas hace poco entendimos el daño provocado por las células tóxicas y estreñidas.

Siempre hemos sabido que saltarse una comida o dos no conducirá a una muerte inmediata. Pero ahora también sabemos que un poco de hambre hará que se inicien las actividades de las plantas de reciclaje dentro de nuestras células. Se ponen a trabajar al sintetizar nuevas proteínas a partir de proteínas defectuosas. En otras palabras, el cuerpo tiene la habilidad de regenerar las células durante la inanición. Un resultado de este proceso es que se retiran las proteínas defectuosas y se usan como combustible para crear nuevas proteínas. Es un sistema ingenioso. Las células simultáneamente se desintoxican y se cargan de energía.

Sobra decir que si se nos negara alimento durante un periodo prolongado, ya no quedaría material para reciclar y moriríamos. La clave es tener sólo la suficiente hambre para detonar el mecanismo de reciclaje de nuestro cuerpo, hacer un poco de ayuno.

Los humanos han luchado contra la inanición a lo largo de la historia. A pesar de hambrunas, eras del hielo y otras amenazas a la dotación de comida, hemos sobrevivido hasta la fecha. Las investigaciones recientes en el campo de la ciencia biológica nos enseñan cómo fue posible esto. Durante periodos de inanición crónica, inicia la autofagia y las proteínas se reciclan gracias a la labor de las enzimas rejuvenecedoras. Una vez que la basura ha sido eliminada dentro de nuestras células, y con el reciclado de proteína defectuosa que se convierte en buena, más energía se genera en nuestras mitocondrias. Es factible que la energía y la fuerza latentes puedan liberarse con un poco de hambre que reactive esa fuerza vital poderosa que está más allá de nuestra comprensión.

Cómo no comer

Usted puede empezar a comprender por qué las personas en la actualidad, que ya no padecen inanición y viven en una sociedad opulenta, tienen salud deficiente, fatiga crónica y vitalidad decreciente... en otras palabras, de fuerza vital reducida. Somos víctimas de nuestro propio éxito, de comer demasiado y demasiado seguido. Cuando adoptamos la costumbre de comer hasta saciarnos, resulta que nos estamos privando de la oportunidad de dar inicio a las actividades de reciclaje en nuestras células y de activar nuestras enzimas rejuvenecedoras.

Usted puede ver que, a largo plazo, éste es el máximo riesgo para nuestra salud. Nos han dicho en repetidas ocasiones lo que debemos comer e incluso cuánto deberíamos estar comiendo para tener una vida sana. Ya sea que sigamos estos consejos nutricionales o no, la mayoría de nosotros generalmente sabe cómo comer. Lo que necesitamos ahora es aprender cómo no comer a fin de desintoxicar las células y revitalizar el cuerpo.

La ciencia nutricional convencional casi no ha prestado atención a las ventajas de no comer. Por el contrario, el énfasis se ha puesto, de manera avasalladora, en la importancia de las calorías y los nutrimentos necesarios. La dieta convencional recomendada hace hincapié en el consumo de alimentos de origen animal como carne, leche y otros productos lácteos. Estoy convencido de que justamente estas comidas son un gran problema para el cuerpo humano. Comer grandes cantidades de ellas –las que la mayoría de los estadounidenses ingiere y que los lineamientos nutricionales del gobierno sugieren– dará como resultado mucha basura en nuestras células y nuestro cuerpo.

Los alimentos que provienen de animales carecen de fibra dietética y contienen enormes cantidades de grasa. Este tipo de comida es difícil de digerir y mucho de este alimento jamás se convertirá en energía. La ingesta excesiva dará pie a desechos en los intestinos, y por tanto contribuirá a crear un entorno intestinal deficiente y basura celular, lo cual, a su vez, pone en riesgo la producción de energía del cuerpo. Esto me resultó obvio cuando comparé la observación de los intestinos de mis pacientes a través de un colonoscopio con su historial nutricional.

Todos conocemos los peligros de comer de más: aumento de peso, desórdenes metabólicos, diabetes, males cardiacos, cáncer y demás. Sin embargo, además de evitar comer en exceso, es necesario cuidar lo que comemos. Es bueno proporcionar la mayoría de nuestros nutrientes por medio de fuentes que no sean de origen animal. Para recobrar la vitalidad de nuestras células, debemos reordenar nuestra dieta y olvidarnos de la forma convencional de pensar. Si usted entiende esto y en verdad cambia su manera de pensar respecto a la comida, estará en el camino hacia un estilo de vida rejuvenecedor.

Mi siguiente recomendación no sólo es para la gente que come de más, ni sólo para aquellos que han estado consumiendo mucha carne o muchos lácteos. Definitivamente es para esas personas, pero creo que podría beneficiar a cualquiera. Voy a explicarle cómo eliminar las toxinas de su sistema y asimismo crear proteína utilizable dentro de sus células absteniéndose de comer.

Cómo restaurar las células exhaustas

Al ejercer la medicina la mitad del año en Tokio y la otra mitad en Estados Unidos, puedo ver de primera mano cómo la adopción de una dieta de estilo occidental tras la Segunda Guerra Mundial ha afectado la salud del pueblo japonés. Al consumir esta comida, los japoneses se han vuelto más corpulentos y han ganado estatura y masa corporal. Simultáneamente, las muertes por enfermedades infecciosas han bajado, de modo que la expectativa de vida promedio de un japonés se ha incrementado hasta casi noventa años. Sin embargo, de acuerdo con datos proporcionados por el Ministerio de Bienestar Social de Japón, el número de personas a las que se ha diagnosticado cáncer y otras enfermedades relacionadas con el estilo de vida ha mostrado un aumento dramático. Las llamadas "nuevas enfermedades", como alergias severas, depresión, demencia y mal de Alzheimer, se están volviendo problemas significativos de la sociedad. Irónicamente, en la sociedad más opulenta de hoy, el proceso de reciclaje en el interior de nuestras células se ha vuelto lento, las actividades de nuestras enzimas rejuvenecedoras se han suprimido y las funciones de nuestras células debilitado. Como resultado, hay un número creciente de personas enfermas o semienfermas con poco entusiasmo por la vida.

En Japón, Estados Unidos y los países desarrollados alrededor del mundo, los alimentos se han vuelto tan abundantes que podemos comer y botanear todo el tiempo, y muchos de nosotros justamente hacemos eso. Además de notar el problema de la actual epidemia de obesidad, vemos que el primer resultado de picotear continuamente es el aletargamiento.

¿Qué podemos hacer para recobrar nuestra vitalidad natural? He hablado de la autofagia, que se activa al entrar en un estado de inanición. Para estimular esta función, necesitamos reactivar esta planta de reciclaje y eliminar la basura acumulada dentro de nuestras células. Desde luego, podríamos abandonar nuestro estilo de vida actual y volver a la pobreza… pero no vamos a hacerlo.

En vez de eso, hay una manera sencilla de crear artificialmente un estado de inanición. Es la antigua técnica del ayuno.

La palabra "ayunar" de inmediato trae a la mente un raquítico practicante de yoga, sentado con un taparrabos en la cima de una montaña, pero no estoy proponiendo un ayuno tan extremo. Lo que sugiero es relativamente sencillo. Piense en ello como un "miniayuno" o un "breve ayuno". Su propósito no es ayudarle a bajar de peso o restringir su ingesta de calorías para perder grasa corporal excesiva. Todo lo que estamos tratando de hacer con un ayuno breve es crear un poco de hambre que active su planta celular de reciclaje al encender sus enzimas rejuvenecedoras. Al hacer esto, limpiamos las proteínas dañadas y las renovamos, además de que destruimos y reciclamos células zombis.

Con esta finalidad en mente, describiré un método de ayuno que he estado desarrollando, es seguro y sencillo. Hay pocas reglas para seguir este ayuno y son fáciles de entender. Para recobrar su salud y su vigor de juventud, lo animo a que practique el método del *breve ayuno de Shinya*. Empiece hoy.

La manera moderna de alimentarse inhibe la activación de la autofagia, por lo que contribuye al almacenamiento dentro de nuestras células de proteínas defectuosas y basura. Le hemos prestado poca atención a esta idea porque apenas recientemente entendimos el daño provocado por las células tóxicas y estreñidas.

5

El breve ayuno de Shinya

He descrito por qué pienso que ayunar es la clave para limpiar la basura dentro de nuestro cuerpo para rejuvenecer, y le he comentado que el breve ayuno de Shinya es tan simple como fácil. Ahora, usted verá justamente lo sencillo que es, y los métodos específicos que deben aplicarse para obtener los mejores resultados con este ayuno.

Lo primero que necesita saber es que el breve ayuno de Shinya es un ayuno matutino. Lo segundo que necesita saber es que su "ayuno matutino" realmente no inicia en la mañana, sino la noche anterior. Para reducir la carga impuesta a su estómago y sus intestinos, y para evitar el consumo innecesario de enzimas en su cuerpo, usted debe terminar su cena a más tardar a las 9 p.m., pero idealmente a las 6 o 7 p.m. Tras la cena, debe abstenerse de comer por completo, pero beba un poco de agua de buena calidad. Yo prefiero el agua de

Kangen, con características moderadamente alcalinas, para retirar los radicales libres y reducir la inflamación en el cuerpo (recomiendo un pH de 8.5).

Al levantarse a la mañana siguiente, beba a sorbos 500-750 ml de agua a temperatura ambiente. Posteriormente, coma una porción de fruta fresca de temporada. Esto es su desayuno. No cocine la fruta. No debe consumir ningún alimento cocinado hasta la hora de la comida. Con respecto al agua, recomiendo beber 500-750 ml adicionales de agua de buena calidad entre el desayuno y el mediodía. Puede sorberla poco a poco, o bien beberla toda treinta minutos antes de la comida. Evite beber agua de la llave sin tratar. Se recomienda agua filtrada libre de sustancias riesgosas. Como mencioné antes, yo bebo agua de Kangen y la recomiendo, pero si no tiene acceso a ella puede beber el agua mineral que venden en las tiendas. Sin embargo, no la refrigere, pues debe evitar que enfríe su cuerpo.

Si usted toma su comida a las 12 p.m., habrá ayunado por quince horas, suponiendo que su cena del día previo se haya realizado antes de las 9 p.m.

Puede ver que con sólo un poco de esfuerzo, es posible ayunar de quince a dieciocho horas, bastante más de la mitad de un día de veinticuatro horas. Este sencillo breve ayuno de Shinya que dura medio día es suficiente para detonar la autofagia y provocar la desintoxicación de sus células.

Al repetirse dos o tres veces por semana, este ciclo revitalizará sus células y las mantendrá libres de "basura" tóxica. Se sorprenderá de ver cuánta energía adicional tiene, tanto en su cuerpo como en su mente, al librarse de células y proteínas dañadas. Además, se sentirá más motivado en el trabajo. Verá que esto realmente no es difícil una vez que lo ponga en práctica como parte de su rutina semanal.

Su planta de reciclaje

Algunos pueden preguntarse si es sabio consumir frutas ricas en azúcares durante el ayuno. Las frutas son frescas y no se les aplica calor. La razón por la cual se recomiendan los alimentos crudos durante el ayuno es porque se absorben sin necesidad de enzimas digestivas, por lo cual no representan una carga para el estómago y los intestinos.

Adicionalmente, las frutas en sí son ricas en enzimas, las cuales son fuente de energía vital, además de minerales y vitaminas que las ayudan a trabajar. Se debe evitar la ingesta excesiva de frutas, pero un consumo mesurado mantendrá el efecto del medio día de ayuno iniciado la noche previa. Usted podría sentirse hambriento, pero esto sería señal de que la autofagia, su planta de reciclaje intracelular, está en pleno funcionamiento y está dándose la desintoxicación. Esta hambre de ninguna manera representa un factor negativo para el cuerpo. Significa que su planta de reciclaje cumple la función para la que fue diseñada.

Si usted tiene la costumbre de comer dulces o chocolates o mascar chicle buena parte del tiempo, debe abstenerse, al menos durante las quince a dieciocho horas de ayuno. Necesitamos aprender a apreciar la sensación de hambre. Si usted no puede tolerarla, coma algunas frutas llenadoras, como una manzana o un plátano, teniendo en cuenta que no debe comer mucho. Si no es apropiado llevar frutas a su lugar de trabajo, una colación de frutas secas, como pasas o ciruelas, es aceptable, aunque no preferible.

Mastique, mastique, mastique

Al ingerir su comida o cena, debe incrementar el número de veces que mastique su comida, pues la digestión comienza en la boca. Masticar ayuda a las funciones digestivas y de absorción de sus intestinos. Además, al masticar más, se sentirá satisfecho con una cantidad menor de alimento y no se sentirá hambriento de nuevo de inmediato. Si usted es una de esas personas que se sienten desequilibradas y débiles al saltarse el desayuno, definitivamente adopte el método anteriormente descrito para masticar su comida. Su cuerpo se ajustará gradualmente a este nuevo hábito. Cuando empiece a tener una sensación placentera por el hambre, eso significará que está funcionando su planta de reciclaje. Una vez acostumbrado al ayuno matutino, cuando empiece a apreciar la sensación de un poco de hambre, notará que defeca sin dificultad por la mañana con regularidad. Desde luego, la reacción al breve ayuno de Shinya varía de una persona a otra. Algunas presentarán heces firmes como piedras, otras tendrán un volumen increíblemente grande de heces a pesar de haber consumido una cantidad pequeña de alimento. Si usted sufre de hinchazón en su rostro o extremidades, ésta puede desaparecer: son indicaciones de que sus actividades intestinales se han cargado de energía, como consecuencia de la desintoxicación intracelular, y por ende las heces impactadas se liberan. Usted podría notar que no sólo pierde peso y grasa corporal, además restaura sus niveles de colesterol, ácido úrico, glucosa y demás. Debe despertarse con una sensación de ligereza. Al rejuvenecer sus células de esta forma, usted puede obtener una condición corporal mejorada y recobrar vitalidad sin tener que realizar ningún esfuerzo riguroso para ayunar.

La señal de que se han iniciado las actividades de la fuerza limpiadora dentro de las células

Como puede ver, el breve ayuno de Shinya no se relaciona con hacer dietas o bajar de peso. Tiene que ver con limpiar la basura que hay en nuestras células para que nuestro cuerpo obtenga energía y el colon funcione mejor, lo cual tiene como resultado la eliminación eficiente de heces. Perder peso sólo es una consecuencia de haber mejorado la constitución del cuerpo. La gente pesada con síndrome metabólico puede perder peso mediante la restricción de calorías y el ejercicio, pero inevitablemente sufrirá un efecto de rebote mientras no desintoxique sus células. A menos que vea una mejoría en su eliminación de heces y en su salud, sus esfuerzos por hacer dieta son una pérdida de tiempo y esfuerzo.

En cuanto al método del ayuno matutino, hay muchas personas que tienen sus ideas respecto a la mejor manera de hacerlo. Sólo recuerde que el punto importante del breve ayuno es crear un "estado de inanición" para activar la autofagia y que ésta pueda realizar la desintoxicación celular. Si uno entiende este punto, está bastante bien que cada persona le haga algunas modificaciones al método Shinya para adaptarlo a su estilo de vida. Fisiológicamente hablando, ayunar por la mañana es lo más viable. Sin embargo, si le resulta más conveniente limitar su ingesta en la cena a una porción de fruta, entonces puede tomar un desayuno completo por la mañana. El punto importante es crear un periodo de unas quince horas de ayuno hasta sentir hambre. No necesariamente tiene que ser en la mañana. Cuando sienta hambre, trate de no ir por comida. Por el contrario, intente tomarlo como una señal favorable y dígase a sí mismo "la desintoxicación se está dando dentro de mis células" o "está trabajando la fuerza limpiadora (la enzima rejuvenecedora)". Un punto esencial del método de miniayuno de Shinya es que hay que ver el hambre como algo positivo.

Cuando las células se energizan mientras tenemos hambre, nos volvemos más sanos y motivados.

El ayuno incluso puede llevarnos al desarrollo personal y a avanzar en nuestra carrera, o al menos así lo expresa un dicho que los japoneses tienen y que dice así: "Una buena defecación por la mañana significa que todo el día será bueno." Y es cierto. Si le aqueja la diarrea o el estreñimiento cuando tiene una junta importante, ¿cómo se puede esperar que ofrezca una presentación exitosa? Si quiere mejorar su nivel de competencia y alcanzar metas laborales, enfoque su atención en maneras de mejorar su salud. En vez de seguir métodos de dieta convencionales que piden restringir la ingesta de calorías, entienda lo que le estoy compartiendo y practique el ayuno sabia y racionalmente para que obtenga la salud y la energía requeridas para desarrollar sus habilidades al máximo.

Le funciona a los ratones

Una vez más, el propósito del breve ayuno de Shinya es limpiar sus células para que todo su sistema funcione mejor, no restringir la ingesta de calorías. Hay evidencia científica muy reciente según la cual ayunar de quince a dieciséis horas, desde el momento que sigue a la merienda y hasta la hora de la comida del día siguiente, puede provocar una reducción de grasa corporal y de otros problemas metabólicos, incluso al consumir la misma cantidad de calorías que se ingerirían sin el ayuno.

En un estudio, cuyos resultados primero se publicaron en el portal en línea *Metabolismo Celular* en mayo de 2012, Satchidananda Panda, un biólogo regulador del Instituto Salk de La Jolla, junto con su equipo, dio distintos regímenes alimenticios a varios grupos de ratones a lo largo de cien días.

Los animales en ambos grupos recibieron alimentos altos en grasa y calorías. La mitad podía comer cuando quisiera y mordisqueaba su comida intermitentemente durante el día y la noche. Los otros ratones tenían acceso a alimentos sólo durante ocho horas al día, cuando estaban más activos. Para los humanos, activos durante el día y relajados o dormidos durante la noche, esto sería similar al miniayuno que he descrito anteriormente, sólo que sin nada de comida entre las 7 p.m. y las 11 a.m. del día siguiente, con todo el consumo de alimentos limitado a las ocho horas que hay entre las 11 a.m. y las 7 p.m.

Los resultados que Panda y su equipo obtuvieron con los ratones del laboratorio fueron fenomenales. Aunque llevaron una dieta alta en grasa y en calorías, los ratones obligados a ayunar durante dieciséis horas eran esbeltos, casi tanto como los ratones en un grupo de control que recibieron una dieta más nutritiva y balanceada. Pero los ratones a los que se permitió comer alimentos altos en grasa y calorías a cualquier hora se volvieron obesos, pese a que consumieron igual cantidad de grasa y calorías en un mismo periodo de veinticuatro horas que sus contrapartes, los cuales siguieron la dieta con restricciones de tiempo.

No es de sorprender que el peso de sobra no fuera su único problema. Los ratones obesos desarrollaron colesterol alto, nivel alto de azúcar en la sangre, mal del hígado graso y problemas metabólicos. Lo que resultó sorprendente fue que los ratones que comieron alimentos grasosos y densos en calorías, pero se vieron forzados a ayunar durante dieciséis horas al día, casi no mostraron señales de inflamación o males del hígado, sus niveles de colesterol y azúcar en la sangre eran virtualmente imposibles de distinguir de los de aquellos ratones que comieron alimentos normales bajos en calorías y además tenían mayor vitalidad.

Cuando eran colocados en una rueda para ejercitarlos, mostraban mayor resistencia y mejor control motor que todos los animales en el estudio. Estos datos dieron a entender a Panda y a su equipo exactamente eso, por lo que he estado abogando cuando hablo del breve ayuno y la desintoxicación celular. El estómago, el cerebro y los intestinos necesitan descansar del manejo del combustible que entra; de lo contrario, podemos llevarnos a nosotros mismos a un estado de agotamiento metabólico. Al combinarse con dietas altas en calorías y grasa, el resultado es aumento de peso, hígado atascado de grasa, acumulación de colesterol en las arterias y glucosa sin utilizar en la sangre.

En los ratones que ayunaron dieciséis horas al día, las medidas de hormonas de la digestión, colesterol y glucosa dieron a entender que las enzimas del hígado estaban trabajando intensamente para degradar el colesterol en ácido bílico. Panda reportó que las reservas del cuerpo de "grasa café", que convierte las calorías adicionales en calor, eran amplias, y el hígado cesó la producción de glucosa. Conforme los ratones quemaban grasa, su temperatura corporal de hecho se elevó.

A pesar de estos resultados en ratones, no estoy sugiriendo que usted se alimente exclusivamente de comida chatarra alta en grasa y calorías, y luego intente compensar al ayunar a partir de las 7 p.m. y saltarse el desayuno. Lo que usted come sí importa. Si el breve ayuno de Shinya, que originalmente introduje en 2010 en mi libro *El factor del microbio*, se utiliza varios días a la semana junto con otros hábitos nutricionales que aparecen al final de este libro, conocidos como "las 7 reglas de oro para la buena salud", su cuerpo lucirá maravilloso y funcionará a su nivel óptimo.

Es concebible que fortalezas latentes puedan ser liberadas con un poco de hambre, la cual posee una fuerza vital poderosa que rebasa nuestra capacidad de comprensión.

6

Pasados de peso y malnutridos

Mucha gente en esta época de abundancia sufre en realidad de deficiencias nutricionales. Está malnutrida, a pesar de tener sobrepeso. Esto es porque la dieta de muchas personas se compone principalmente de alimentos de origen animal (carne, productos lácteos fabricados con leche de vaca) y granos refinados (arroz blanco, pan y pasta de harina refinada). Las personas con una dieta basada principalmente en alimentos de origen animal por lo general sufren deficiencias en cuanto a: a) agua y enzimas, b) minerales y vitaminas, c) fitoquímicos y fibra dietética. Mucha gente piensa que está comiendo suficientes verduras, pero lo más probable es que no las esté comiendo crudas. Cuando las verduras se cocinan, la mayoría de las enzimas se destruyen. El grupo de vitaminas B que se encuentra en los granos también se destruye al refinarlos. Podemos creer que estamos consumiendo los nutrientes necesarios cuando, en realidad, tenemos deficiencias nutricionales.

Mucha gente además está deshidratada. Yo recomiendo una amplia ingesta de 2.5 litros de agua al día (incluyendo el agua presente en la comida). Una ingesta insuficiente de agua constituye una deficiencia nutricional. En cuanto a los macronutrientes (carbohidratos, proteínas y grasa), pueden ser proporcionados por la comida diaria promedio a base de productos animales, pero no necesariamente es así. Damos por hecho que estén presentes ciertas cantidades de estos nutrientes porque hemos leído en un libro o en una etiqueta que ahí deben estar. En la práctica, mucho valor nutricional puede perderse cuando se procesan los alimentos que comemos. Dentro de la ciencia nutricional convencional, la calidad de la comida ingerida rara vez es discutida. En la dieta japonesa, la fuente tradicional de carbohidratos ha sido principalmente el arroz, y hasta el periodo Edo el arroz no refinado o parcialmente refinado era el alimento básico. En estos días, los japoneses consumen principalmente arroz blanco. Del arroz blanco refinado sin germen, uno no puede esperar recibir la cantidad suficiente de minerales y vitaminas.

Más allá de eso, con la dieta de arroz blanco refinado se corre el riesgo de desarrollar diabetes, debido a su efecto de elevar la glucosa tras una comida. Lo mismo sucede con panes y pastas hechos con harina de trigo refinada a la que han quitado el germen y el grano.

La dieta estadounidense es tan rica en pan blanco y pasta como la japonesa lo es en arroz. Además de ser excesivamente refinada y con nutrientes mermados, algunos panes disponibles en el supermercado contienen azúcar. La mayoría del azúcar en el mercado es refinada y hasta puede ser jarabe de maíz de alta fructosa en vez de azúcar real. Panes, pasteles y galletas con azúcar refinada o jarabe de maíz de alta fructosa elevan el nivel de glucosa tras una comida. También pueden contener aditivos y conservadores. La combinación de harina de trigo refinada y azúcar blanca plantea más problemas que el arroz blanco.

La reducción de la ingesta de calorías, si se ignora la calidad nutricional de los alimentos consumidos, carece de sentido. Recuerde que los alimentos que come crean su cuerpo, y que su sangre y sus huesos y su carne son mantenidos directamente por la comida.

Reduzca la ingesta de alimentos que generan basura en las células

No deseo confundirlo al citar demasiados problemas con la mayoría de las dietas, pero sí quiero llamar su atención hacia el hecho de que ponemos tanto énfasis en la cantidad de calorías que ingerimos, que podemos acabar por dejar de lado nuestra verdadera nutrición. En otras palabras, podemos estar consumiendo alimentos difíciles de digerir y absorber y que acumulan basura dentro de nuestro cuerpo. Las consecuencias típicas de esta basura son heces fecales impactadas en el colon, células defectuosas o tipo zombi y proteínas defectuosas dentro de las células. La desintoxicación de los intestinos y las células por medio del miniayuno es necesaria, debido a la gran cantidad de basura creada por la dieta y el estilo de vida occidentales típicos.

Incluso la gente de treinta a cuarenta años de edad, en el mejor momento de su vida, ha acumulado basura en su cuerpo, si ha llevado la típica dieta estadounidense. Algunos de nuestros adolescentes pueden estar llevando la peor dieta posible, con muchos alimentos difíciles de digerir como hamburguesas, papas a la francesa y malteadas. Si esta gente joven está sufriendo dolores de cabeza, hombros tiesos, estreñimiento, diarrea, hinchazón, escalofríos, menstruación irregular, alergias o letargo, la causa, casi seguramente, es una acumulación de basura intracelular. Esta basura probablemente no se acumuló sólo en los años más recientes, sino que puede ser el resultado de hábitos alimenticios poco sanos desde la infancia.

Puedo parecer demasiado apasionado respecto a esto, pero se debe a que mi propósito en la vida ha sido ayudar a la gente a vivir una vida larga y feliz, llena de energía y dicha. Cada día veo las consecuencias de una dieta pobre y poco sana. Artritis, cáncer, diabetes, demencia y hasta mal de Alzheimer son, en mi opinión, causados por proteínas y células defectuosas que se acumulan en nuestro cuerpo. Esto le puede sonar radical, pero su propio futuro, el futuro de sus hijos y hasta el de la nación y de la economía mundial dependen de que abramos los ojos ante este conocimiento. No podemos pagar los gastos de salud pública que van en ascenso, relacionados con una población crónicamente enferma. Más allá de eso, no podemos tolerar la pérdida de la energía creativa de nuestros ciudadanos.

Es necesario hacer un esfuerzo por deshacerse de la basura acumulada al cambiar nuestro estilo de vida, en especial la manera en que comemos. Recomiendo la reducción gradual del consumo de alimentos de origen animal, que causan mucha de la acumulación de basura. Escucho objeciones como: "perderé fuerza si dejo de comer carne", "no puedo dejar de comer barbacoa" o "usted me dice que no coma tantas cosas que ahora ya no tengo idea de qué comer". No estoy diciendo que deba abstenerse de su comida favorita. La palabra "abstenerse" puede indicar tensión o incomodidad. En vez de eso, piense en términos de cambios graduales y en los beneficios que obtendrá de cada uno de ellos.

Desarrolle un entendimiento de las funciones de sus células y de cada órgano de su cuerpo; empiece a llevar un estilo de vida que les ayude a desempeñarse en la forma en que deben hacerlo. No se sentirá tenso, sino que estará emocionado por el rejuvenecimiento que le es posible obtener. Usted no está destinado a perder vigor o a enfermarse cada vez más conforme envejece. En lugar de eso, puede sentirse mejor y desempeñarse mejor conforme avanza. Espero que acepte mis recomendaciones con entusiasmo y pruebe cada método con la convicción del mérito que tiene para efectuar cambios en su constitución corporal.

Cuando empiece a sentir una sensación agradable por el hambre, ello indica que la planta de reciclaje está en funcionamiento. La basura dentro de sus células está siendo procesada. Su salud y su energía están mejorando.

7

Obtenga energía con el poder de las plantas

¿Qué deberíamos estar comiendo para llevar una vida llena de energía y creatividad? Expresé en el capítulo anterior que es necesario proporcionar los nutrientes apropiados, incluso durante un periodo de ayuno. Estos nutrientes pueden incluirse de manera específica en las tres categorías siguientes:

Grupo A   Agua, enzimas
Grupo B   Minerales, vitaminas
Grupo C   Fitoquímicos, fibra dietética

Los alimentos "perfectos" –que contienen estos tres grupos en proporciones correctas– son verduras, frutas, verduras marinas y otros alimentos que provienen de plantas.

Las verduras y las frutas son alimentos extremadamente nutritivos

Los nutriólogos, médicos y otros expertos en salud a veces dan consejos que se contradicen, pero casi todos están de acuerdo en una cosa: se deben comer frutas y verduras a diario. El consumo de una cantidad generosa de verduras y frutas es, en verdad, la clave principal de la buena salud. De hecho, los nutrientes que hay en la naturaleza, esos esenciales que necesitamos para vivir, están concentrados en frutas y verduras.

Al comer verduras y frutas, usted está recibiendo energía vital de esas plantas. Le pueden haber enseñado que los alimentos provenientes de animales, como carne, leche y otros productos lácteos, son más nutritivos que los provenientes de plantas, como verduras y frutas. Los alimentos derivados de animales sí tienen proteína y producen energía para su cuerpo, pero al mismo tiempo contienen grasa animal y colesterol. El consumo excesivo de estas grasas y colesterol tendrá un efecto adverso en su corazón y su sistema cardiovascular, y en su cuerpo entero. Los alimentos derivados de animales también carecen de fibras dietéticas y esto afecta la eliminación, lo cual lleva a desechos estancados en sus intestinos. Esta basura genera sustancias tóxicas que fomentan la propagación de bacterias malas, que a su vez propician un mayor deterioro de su tracto intestinal.

Por otro lado, las características intestinales de la gente cuya dieta incluye una alta proporción de alimentos provenientes de plantas están limpias, y su colon posee un correcto balance de bacterias buenas. Gracias a las fibras dietéticas en los alimentos derivados de plantas, estas personas pueden eliminar heces sin dejar residuos, y por tanto son menos propensas a sufrir estreñimiento y a generar basura.

He podido verificar estos resultados por medio de mis exámenes colonoscópicos realizados a miles de personas a lo largo de los últimos cuarenta años. Al comparar las heces de ambos tipos de personas, la diferencia es obvia. Las heces de la persona que consume una alta proporción de alimentos derivados de plantas no tienen un olor desagradable, son suaves y tienden a flotar en agua.

Mis observaciones me convencen de que los alimentos basados en plantas son superiores a los derivados de animales en cuanto a nutrir la vida humana y fomentar la salud, tanto de la mente como del cuerpo. Incluso creo que, a diferencia de lo que usted probablemente haya escuchado, deberíamos comer más alimentos provenientes de plantas para obtener mayor resistencia y vitalidad. Lo animo a que lo intente. Quizá necesite cambiar las creencias que ha tenido desde niño para hacerlo.

No le pido que limite su manera de pensar a la sabiduría convencional englobada por la ciencia nutricional, que asigna mayor valor a los alimentos derivados de animales que a los alimentos a base de plantas. La ciencia nutricional convencional apenas está empezando a entender el problema de las proteínas defectuosas y las células zombis sin reparar y toda la basura en nuestro cuerpo. Ahora se cree, por ejemplo, que el mal de Alzheimer es causado por la acumulación de proteínas defectuosas que bloquean vías neuronales en el cerebro.

Quiero que usted viva una vida larga y creativa al aprender a apreciar el extraordinario poder y el buen sabor del brócoli, el repollo, la col silvestre, las algas marinas, las zanahorias, las manzanas, las moras azules y las peras. Las plantas son los superalimentos que lo guiarán hacia un futuro saludable, libre de enfermedades.

El agua es un nutriente importante

Para entender el poder de las plantas, debemos examinar el trabajo de sus abundantes nutrientes, incluidos en los Grupos A, B y C de la tabla previa. El agua y las enzimas componen el Grupo A. Sobra decir que ambas son indispensables para mantener la vida. Extrañamente, la ciencia nutricional convencional le ha prestado poca atención al agua y a las enzimas.

Piénselo por un momento. Sin importar lo bien balanceados que estén los nutrientes en su dieta, no podría mantenerse vivo si le faltaran agua y enzimas. Considerar el agua y las enzimas como nutrientes esenciales y estudiar cómo proporcionarlas de manera eficiente a nuestro cuerpo debería ser el fundamento de la ciencia nutricional.

Empecemos por el agua. Cada día excretamos unos 2.5 litros de agua por medio de orina o sudor. A menos que esta agua sea excretada correctamente, el estado de higiene interna de su cuerpo se deteriorará con rapidez y sustancias tóxicas generadas dentro de sus intestinos van a oxidar el fluido corporal entero. Nuestras células no podrán desintoxicarse y renovarse por sí solas. Como resultado, usted desarrollará hinchazón, estreñimiento y varias enfermedades.

Puede sonar paradójico, pero para curar el problema de la excreción deficiente de agua, es necesario proporcionar más agua, agua de buena calidad. El agua buena llevará a la excreción del agua contaminada dentro del cuerpo y fomentará la circulación óptima de los fluidos corporales. Cuando el flujo en su cuerpo se deriva de agua buena y circula por el cuerpo, el fluido corporal sucio del interior de sus células será remplazado con fluido bueno y se activará su metabolismo de energía.

La mayoría de nosotros sabemos que no podemos mantenernos vivos sin agua, pero aun así no reponemos conscientemente nuestra agua. Una de las razones por las que recomiendo el consumo de frutas y verduras frescas es que del setenta al ochenta por ciento de estos alimentos que provienen de plantas está compuesto por agua. Además de beber un gran volumen de agua buena cada día, trate de reponer agua al comer fruta fresca por la mañana, o beba jugo fresco hecho con verduras y/o frutas. Si tiene la costumbre de comer bocadillos, debe sustituirlos por frutas enteras.

He recomendado comer frutas como parte del breve ayuno de Shinya. Al agregar simplemente más frutas enteras, usted puede rejuvenecer sus células. Eso sí, las frutas deben evitarse luego de comer, pues al consumirlas tras una comida completa provocarán ingesta excesiva de glucosa. Si come fruta de treinta a cuarenta minutos antes de una comida, podrá prevenir la ingesta excesiva de carbohidratos, como arroz o pan, durante la comida.

La condición física deficiente podría atribuirse a la carencia de enzimas en su cuerpo

Quiero explicar por qué las enzimas son nutrientes esenciales. Todas nuestras actividades y las funciones de nuestro cuerpo dependen de las enzimas, que actúan como intermediarios para todas las reacciones químicas del cuerpo. El papel de estos intermediarios es ser un catalizador, sin el cual las reacciones químicas no ocurren. Por ejemplo, se requieren las enzimas para romper los nutrientes de los alimentos que hay en el estómago. Se necesitan enzimas distintas para romper la proteína y la glucosa. Son enzimas únicas por sus reacciones químicas respectivas, y no son intercambiables. Así, hay de tres mil a cinco mil variedades de enzimas que trabajan dentro del cuerpo humano.

Estas innumerables reacciones químicas constituyen la vida física, y puede decirse que las enzimas son los impulsores de nuestra fuerza vital. Si no tuviéramos enzimas no podríamos mantenernos con vida, ni siquiera por unos segundos, porque están involucradas en digestión y absorción, descomposición de toxinas, respiración, movimientos físicos, actividad cerebral o, en otras palabras, en todas las actividades de la vida.

Sobra decir que las enzimas son esenciales para la desintoxicación de nuestras células, el tema de este libro. Unas sesenta variedades de enzimas desintoxicantes están involucradas en la autofagia. Les he llamado a estas enzimas "nuevas enzimas" o "enzimas rejuvenecedoras". Gracias al trabajo de estas enzimas rejuvenecedoras, las células pueden limpiarse y repararse.

Dado que estamos vivos, sabemos que estos miles de enzimas funcionan todo el tiempo dentro de nuestro cuerpo. Sin embargo, si no tenemos mucha energía o somos propensos a enfermedades, esto puede ser una señal de que tenemos una escasez de enzimas o que nuestras enzimas no están funcionando de manera eficiente.

¿Qué podemos hacer, entonces, para dar apoyo a las actividades de nuestras enzimas? La respuesta es proporcionar suplementos a estas enzimas con los alimentos que ingerimos.

El propósito de ayunar no es restringir la ingesta de calorías para perder grasa corporal excesiva. El verdadero objetivo del ayuno es crear un poco de hambre para activar su planta de reciclaje al activar sus enzimas rejuvenecedoras. Al hacer esto, destruimos y reciclamos células zombis, limpiamos proteínas dañadas, desintoxicamos el interior de las células y eliminamos células zombis.

8

Deficiencia de minerales

Alrededor de tres por ciento del cuerpo humano está compuesto por minerales. Éstos se clasifican principalmente en dos grupos: 1) macronutrientes y 2) micronutrientes.

El calcio es un ejemplo de un macronutriente. De todos los minerales, es el más necesario. Todos sabemos que el calcio forma nuestros huesos, pero además de cumplir con las necesidades de nuestros huesos, alrededor de uno por ciento del calcio total de nuestro cuerpo es utilizado por nuestra sangre, nuestros nervios y músculos. Este uno por ciento de calcio juega un papel vital en el mantenimiento del cuerpo. Tiene que ver con varias actividades fisiológicas, como la coagulación de la sangre, la transmisión de impulsos nerviosos, la inducción de la secreción hormonal y el fomento del movimiento muscular óptimo, para nombrar sólo unas cuantas.

Si el cuerpo no consume suficiente calcio para propiciar estas funciones, el cuerpo buscará el calcio para estas funciones vitales en los depósitos de calcio de nuestros huesos. Si tal escasez de calcio en la dieta continúa, el depósito de calcio en los huesos quedará mermado, lo cual conduce a huesos debilitados y, finalmente, a la osteoporosis.

Sin embargo, mucho antes de aparecer la osteoporosis, el cuerpo da señales de alerta. Cuando hay deficiencia en la ingesta de calcio y las actividades del uno por ciento de calcio están en riesgo, la persona experimentará irritabilidad, ánimo decaído, fatiga y motivación decreciente.

Los minerales no pueden generarse dentro de nuestro cuerpo. Deben obtenerse mediante la comida. He elegido el calcio, un mineral popular, para dar un ejemplo que ilustre la función de los minerales dentro de nuestro cuerpo. Lo que digo respecto al calcio también se aplica a todos los demás minerales. Cada mineral juega un papel distinto, pero todos tienen un papel vital en la regulación de los procesos biológicos de la vida humana. Puede ver que una deficiencia en cualquiera de los minerales pondrá en riesgo su salud.

Esto también es cierto respecto a los micronutrientes como hierro, zinc, cobre, yodo y selenio, aunque nuestro requerimiento de cualquiera de los micronutrientes sea mucho menor a nuestras necesidades de macronutrientes como calcio, magnesio y potasio. Los macronutrientes no son más importantes que los micronutrientes. Cada uno de éstos tiene su propio papel y su propio trabajo a realizar junto con el equipo de minerales que hay dentro del cuerpo. Es importante proveer todos estos minerales y no concentrarse sólo en unos cuantos.

No obstante, todos estos minerales se encuentran en buenas proporciones en alimentos a base de plantas como frutas, verduras, verduras marinas (alga, hijiki, wakame, etcétera) y en la sal de mar sin refinar. Por favor, tenga en cuenta que desarrollará síntomas de deficiencia de minerales si su alimentación sólo incluye arroz o pan refinado y carne.

Aliados contra el envejecimiento

Las vitaminas, nutrientes del Grupo B, desempeñan un papel similar al de los minerales en cuanto reguladores de la vida. A diferencia de los minerales inorgánicos, las vitaminas están compuestas por múltiples componentes orgánicos, pero cumplen tareas similares a las de los minerales. Hasta ahora, los científicos han identificado más de veinte variedades de vitaminas, como A, B (B1, B2, B6 y B12), C, D y E, y cada una tiene su propia función.

Una de estas funciones es retirar la basura de nuestras células para reparar y rejuvenecer nuestro cuerpo.

Esta basura puede llamarse oxidación, yo le llamo envejecimiento. Los efectos de la oxidación son visibles en el espejo; con el progreso de la oxidación, la piel se avejenta, arruga y cuelga. Este envejecimiento visible es señal de que la oxidación/el envejecimiento también está ocurriendo dentro del cuerpo. Al igual que la piel, nuestras venas, órganos y cerebros pierden sus características juveniles. Las propiedades antioxidantes en las vitaminas C, E y B son nutrientes esenciales para controlar este proceso de envejecimiento.

El proceso detrás de la oxidación

Cuando inhalamos, nuestros pulmones toman oxígeno del aire y pasa al torrente sanguíneo, de donde llega a todas las células del cuerpo para convertirse en energía. Durante este proceso, un poco del oxígeno cambia y pierde un electrón. Esto significa que pasa de ser O2 a ser O, y cada átomo de oxígeno es altamente reactivo ante las moléculas y los compuestos en nuestro cuerpo. Esto ocurre porque está fuera de equilibrio, de modo que sale en busca de su electrón faltante. Los átomos de O son llamados radicales libres u oxígeno activo. Con frecuencia se roban electrones de las proteínas dentro de nuestras células, de modo tal que las proteínas son dañadas por estos radicales libres y se convierten en sustancias defectuosas, en basura celular.

Los radicales libres pueden ser generados por el estrés diario, por ondas electromagnéticas que surgen de computadoras o teléfonos celulares, por exposición excesiva a la luz ultravioleta, por fumar y por otras razones. En otras palabras nuestras vidas modernas, con frecuencia son peligrosas para nuestra salud.

Unas enzimas especiales tienen la responsabilidad de volver inofensivos a estos radicales libres; sin embargo, cuando el estrés o la exposición a factores ambientales son crónicos, la tarea resulta demasiado grande y las enzimas no la pueden manejar por sí solas.

Algunos pueden alegar que el envejecimiento es el destino natural de los humanos, pero el proceso descrito anteriormente no es natural. El desarrollo natural del envejecimiento es también muy gradual del metabolismo de las células y un deterioro muy gradual en cuanto a las funciones. El proceso mediante el cual las células son oxidadas por radicales libres puede compararse con el proceso de una enfermedad como cáncer que se desarrolla en el cuerpo de alguien. Este tipo de envejecimiento no es inevitable y no debe considerarse como un proceso natural.

Podemos prevenir el envejecimiento prematuro si comemos con regularidad alimentos ricos en antioxidantes. Incluso si el envejecimiento prematuro no fuera un problema relevante para usted en este momento, debe proporcionar suplementos efectivos a su dieta con comidas superantioxidantes para mejorar y proteger el cuerpo y obtener más energía. Simplemente, se sentirá y podrá funcionar mejor.

La planta de la cúrcuma, conocida con el nombre científico de Curcuma longa, ha sido usada como remedio tradicional durante 4 000 años. Se sabe que la raíz de la cúrcuma contiene polifenoles que reducen la inflamación y es un remedio natural para muchos problemas de salud, incluyendo osteoartritis, artritis reumatoide e inflamación ocular. Más recientemente, se ha notado la eficacia de la cúrcuma en la prevención del mal de Alzheimer.

La cúrcuma puede comerse como verdura. Agregue rebanadas de cúrcuma cruda a una ensalada o sofría y mezcle con su platillo de verduras favorito. El té de cúrcuma es uno de los preferidos por la gente de Okinawa, la más longeva del mundo. Las personas de este lugar tienen un índice muy bajo de enfermedades asociadas con el envejecimiento: mal de Alzheimer, artritis, cáncer y males cardiacos. La cetona de frambuesa es un compuesto fenólico natural que es el principal compuesto que da su aroma a las frambuesas rojas.

En 2005, investigadores japoneses reportaron que la cetona de frambuesa ayuda a romper las células de grasa, especialmente la acumulada en el hígado. En 2010, investigadores coreanos reportaron que la cetona de frambuesa podría ayudar a incrementar la secreción de las células grasas de una hormona llamada adiponectina que regula el procesamiento de azúcares y grasas en la sangre. Un reciente estudio en China encontró que las cetonas de frambuesa mejoraban la sensibilidad a la insulina y reducían el nivel de grasa en el hígado de ratones.

9

La sabiduría curativa de las plantas

Los fitoquímicos son de nuestras herramientas más poderosas en la lucha contra el envejecimiento. Quizá usted no haya escuchado hablar mucho sobre los fitoquímicos, pero hacen que nuestros alimentos sepan, huelan y luzcan como lo hacen.

Catequina, isoflavona y antocianina no son precisamente nombres que se escuchen a diario, pero son algunos de los fitoquímicos más importantes. Son miembros de una clase vital de químicos orgánicos, los polifenoles. El beta-caroteno, la luteína y el licopeno están clasificados como carotenoides, que también son fitoquímicos importantes. Son los ingredientes que producen aromas fuertes, sabores amargos y colores brillantes de las plantas, y en la naturaleza hay más de diez mil variedades.

Estos polifenoles son algunos de los mejores antioxidantes que hay en la naturaleza. Cuando comemos plantas con colores brillantes y sabores y aromas atractivos, se ponen a trabajar en nuestro cuerpo para neutralizar todos esos radicales libres y convertirlos de nuevo en O2 que da vida.

Los fitoquímicos dan a las plantas sus aromas y sabores únicos. Piense que esas características reflejan la sabiduría misma de las plantas, pues les permiten protegerse contra insectos, animales y hasta excesiva luz solar. Cuando usted ingiere los fitoquímicos de las plantas, está proporcionando este vigoroso poder vital a su organismo.

Desde un punto de vista nutricional, los fitoquímicos se consideran coadyuvantes de minerales y vitaminas. Usted puede pensar en los fitoquímicos como si fueran el personal muy competente encargado de mantener el funcionamiento de una organización y su nivel de energía.

Polifenoles

Los más recientes estudios sobre los polifenoles son muy interesantes. Un polifenol conocido como antocianina es la sustancia que da color a una fruta o verdura. Estoy seguro de que le han dicho que elija la mora más brillante, si quiere obtener la fruta de mejor calidad. Aunque la mora más brillante generalmente sí tendrá mejor sabor, este consejo también es bueno por otra razón: porque mientras más oscuro sea el color, más rica en polifenoles será la fruta.

Un polifenol es un antioxidante para la planta. Es su manera de protegerse contra los radicales libres o el oxígeno reactivo. Incluso, hay una prueba de laboratorio para medir qué tan fuerte es el poder de protección de alguna planta específica. Se llama la prueba de Capacidad de Absorción de Radicales de Oxígeno (ORAC, por sus siglas en inglés), e indica el potencial antioxidante de los alimentos.

Las frutas azules sacan una puntuación muy alta en la escala ORAC. Moras azules, ciruelas y uvas demuestran tener habilidades especiales para reducir la inflamación al barrer los radicales libres/el oxígeno reactivo. La inflamación reducida en el cuerpo tiene un efecto profundo sobre la protección contra los males de arterias coronarias. ¿Su madre le dijo que comiera zanahorias para proteger sus ojos? Los polifenoles en las zanahorias pueden mejorar la visión nocturna y ayudar a prevenir cataratas. También hay evidencia de que los polifenoles retrasan el proceso mediante el cual la piel se arruga, además de otros efectos antienvejecimiento.

Uno de los apoyos más importantes para consumir muchas frutas y verduras ricas en polifenoles son las investigaciones que demuestran que los derivados de plantas pueden desatar apoptosis, el proceso antes mencionado que provoca que el cuerpo recicle células y proteínas defectuosas. La apoptosis contribuye a limpiar ese residuo pegajoso de proteína defectuosa que hay en el cerebro y que causa demencia, enfermedad de Parkinson y mal de Alzheimer.

Los llamados "superalimentos", en especial las moras que crecen en condiciones extremas, como la baya maqui de los Andes de Perú y la mora goji de los Montes del Himalaya en Asia, son poderosos, justamente por las dificultades que enfrentan para sobrevivir. Su color oscuro las protege de la baja densidad atmosférica y de los rayos ultravioleta brillantes del sol en las regiones elevadas en las que crecen. Esta protección por medio de polifenol se acumula en las células de la planta y, cuando comemos estas superplantas, el superpoder se transfiere a nosotros y puede ser usado para limpiar nuestras células.

En 2005, investigadores japoneses encontraron que la cetona de frambuesa, compuesto fenólico natural que da a las frambuesas rojas su aroma, también puede ayudarnos a bajar de peso. Los estudios japoneses y otros subsecuentes hechos por investigadores coreanos, indicaron que el ingrediente del "aroma" de las frambuesas estimula una hormona que regula el procesamiento de azúcares y grasas en nuestras células, impulsando así el rompimiento de la grasa.

La cúrcuma, esa especia de color amarillo brillante en la mostaza, es un fenol que empieza a cobrar fama por sus superpoderes. La cúrcuma *(Curcuma longa)* de hecho puede bloquear la formación de beta-amiloide, placas pegajosas que provocan el mal de Alzheimer. La gente de Okinawa, en Japón, vive por mucho tiempo. Incluso, tiene una vida más durradera que nadie más en el mundo. También presenta índices muy bajos de Alzheimer y cáncer. El estilo de vida de las personas de Okinawa ha sido estudiado por investigadores prácticamente de todas partes del mundo, pero creo que hay dos secretos de su buena salud. El primero es la práctica en Okinawa de "comer de menos", lo cual significa dejar de comer antes de estar lleno. La segunda razón, me parece, es su gusto por el té de cúrcuma. Sus propiedades antiinflamatorias y antioxidantes pueden proteger a la gente de Okinawa contra enfermedades relacionadas con cierto estilo de vida como Alzheimer, artritis y cáncer, que afectan a otros.

La cúrcuma es una raíz de la familia del jengibre. Nuevas investigaciones muestran que los curcuminoides, el ingrediente activo en la cúrcuma, pueden estimular la apoptosis para destruir células cancerígenas. También se ha visto que los curcuminoides presentes en la cúrcuma pueden detener el avance de la leucemia.

Hay muchas investigaciones positivas que sugieren que una taza de té de cúrcuma puede proteger contra el Alzheimer al reducir los depósitos de proteínas defectuosas en el cerebro. También hay evidencia de que la cúrcuma puede volver más lento el avance de la esclerosis múltiple.

La cúrcuma tiene un profundo efecto antiinflamatorio y su uso constante puede brindar alivio a quienes sufren de artritis. Por todos sus beneficios, parece haber muchas razones para agregar cúrcuma a la dieta. La gente con antecedentes de cálculos renales debe tener cuidado de tomar cúrcuma como suplemento, pues se sabe que a esos individuos les puede causar complicaciones.

Talle los intestinos con fibra

La fibra dietética abunda en las plantas. Estas fibras, difíciles de digerir, son nutrientes indispensables para limpiar los intestinos. Se encuentran principalmente en arroz sin refinar, granos y frijoles.

Soy de la opinión de que la mayoría de la gente en la actualidad tiene síntomas de estreñimiento. Los productos lácteos y la carne fomentan el estreñimiento principalmente porque carecen de fibra dietética. Hablaré mucho sobre cómo esta condición altera el equilibrio entre mente y cuerpo e inhibe nuestra energía y nuestro sistema inmune. La fibra dietética, hallada con mayor abundancia en alimentos a base de plantas, es una de las soluciones a este problema.

Las plantas son los superalimentos que nos guiarán hacia un futuro sano, libre de enfermedades.

10

La dieta de Shinya

He tratado de explicar en este libro cómo trabaja la fuerza vital de las plantas y cómo fomenta nuestra propia salud. He querido darle esta información como conocimiento básico. Sé que es difícil mantener en la mente todos los detalles de cómo funciona el cuerpo. Para que le sea más sencillo lograr un cambio saludable, sólo piense en dos sencillos hábitos de estilo de vida. Lo animo a que simplemente adopte el método Shinya del miniayuno e incremente la proporción de alimentos a base de plantas en su dieta habitual.

Tras años de observación de las características intestinales de mis pacientes por medio de un colonoscopio, recomiendo altamente una dieta que incluya ochenta y cinco por ciento de alimentos con base en plantas y quince por ciento de alimentos con base en animales. En otras palabras, ochenta y cinco por ciento de su ingesta de calorías provendría de alimentos con base en plantas y sólo quince por ciento provendría de alimentos derivados de animales (carne y lácteos). Para quienes creen que ganamos fuerza al comer carne, o que la carne es la parte central de cualquier comida, estas proporciones pueden resultar sorpresivas. Pero lo que estoy diciendo es que mientras más verduras y frutas frescas consuma, más ingerirá la energía vital y el poder vital de las plantas. Reducir la proporción de consumo de carne y lácteos no le hará perder músculo o volverse débil. Al contrario, esto, con el breve ayuno, es el mejor método para activar las células y lograr el rejuvenecimiento.

Si usted está un poco confundido respecto a cómo empezar, le sugiero iniciar con el breve ayuno. Al ayunar, y en otros momentos, beba mucha agua buena (el agua de Kangen es mi preferida) y proporcione enzimas a su cuerpo al comer frutas enteras en la mañana. Yo recomendaría una ensalada con verduras de raíz para comida y cena, con arroz integral, grano saludable sin refinar. Cuando usted escucha "frutas y verduras", quizá no piense en granos. Pero los granos definitivamente son un alimento proveniente de plantas. El arroz sin refinar proporcionará todos los nutrientes de los Grupos A-C. También es una excelente fuente de fibras dietéticas. Al sustituir en su dieta arroz y trigo refinados por granos sin refinar, verá una mejoría en sus evacuaciones, que tendrá como resultado la limpieza más profunda de sus intestinos.

Al incrementar la frecuencia del consumo de arroz sin refinar con nutrientes en correcto equilibrio, se sentirá satisfecho tanto física como mentalmente. Y, de forma sorpresiva (aunque no sea extraño en absoluto), usted tendrá un menor deseo de carne. Si continúa haciendo este esfuerzo en su dieta de tres a seis meses, puede descubrir que la prefiere.

Las ollas modernas para cocinar arroz tienen una opción para cocinar arroz integral, y no es difícil hacerlo. Las quejas de que el arroz integral no es sabroso o es difícil de preparar a veces provienen del prejuicio de la gente que no quiere cambiar y no lo ha probado. Una vez que usted se acostumbre a comer arroz integral, habrá establecido para sí mismo una base de nutrientes indispensables. En cuanto a su quince por ciento de alimentos a base de animales, es mejor elegir pescado en vez de otros platillos con carne, y consumir otras clases de carne sólo ocasionalmente, o nunca.

De ser posible, haga una comida que consista en arroz integral y verduras dos o tres veces a la semana y logrará una mejoría en su estado físico y mental.

Por qué los humanos tienen treinta y dos dientes

Una clara evidencia de que la dieta balanceada ideal consiste en ochenta y cinco por ciento de plantas y quince por ciento de alimentos derivados de animales son las dentaduras humanas. Los dientes reflejan el tipo de alimento que cada especie de animal debe comer. Por ejemplo, todos los dientes de los carnívoros son muy filosos, como los caninos. Están bien diseñados para arrancar la carne de los huesos de sus presas. En contraste, los herbívoros tienen dientes como los incisivos, delgados y cuadrados, apropiados para morder plantas. También tienen molares, que machacan las plantas una vez arrancadas de una mordida.

Contar los dientes de un animal para juzgar cuál sería su dieta más apropiada puede sonar descabellado, pero de hecho no es una idea nueva. Muchos, en el pasado, también han asegurado que hay una conexión profunda entre los tipos de dientes y la dieta ideal.

Los humanos tienen un total de treinta y dos dientes (incluyendo las muelas del juicio). El desglose es de esta manera: dos pares de incisivos (dientes frontales) arriba y dos abajo, un par de caninos arriba y un par abajo, y cinco pares de molares arriba y cinco abajo. Así, hay ocho incisivos para morder plantas (2x2x2), veinte molares para moler plantas fibrosas (5x2x2) y únicamente los caninos para arrancar la carne adherida a huesos (1x2x2). La proporción de dientes diseñados para comer plantas es de siete por cada uno diseñado para alimentos derivados de animales, y esto es el fundamento de mi recomendación de tomar ochenta y cinco por ciento de sus calorías por medio de alimentos a base de plantas.

El punto esencial del breve ayuno de Shinya es mirar el hambre como algo positivo.

11

El hambre es sana

Todos sabemos que la proteína se encuentra en la carne, el pescado y las legumbres, y también sabemos que la proteína es necesaria para todos los tejidos y los órganos de nuestro cuerpo. Sin embargo, pocos entendemos las mejores maneras de obtener este nutriente por medio de nuestras comidas diarias. Usted puede creer que la carne es la mejor fuente de proteína, pero, como he afirmado, esto no necesariamente es así.

La proteína está compuesta por aminoácidos. La proteína que proviene de la ingesta de alimentos se descompone en aminoácidos, por lo que es más preciso decir que la proteína se sintetiza dentro del cuerpo. Durante el proceso de síntesis, múltiples aminoácidos se unen en una cadena no ramificada. Para serle útil al cuerpo, esta cadena larga y no ramificada debe doblarse en un patrón tridimensional muy preciso. Cuando este proceso complejo sale mal, las proteínas se doblan incorrectamente y se crean cúmulos de proteína inútiles y hasta peligrosos.

Recuerde, anteriormente le hablé acerca de la chaperona molecular, es decir, de aquellas enzimas que depositan proteínas defectuosas viejas inútiles en una bolsa para la digestión o un bote de basura llamado lisosoma. La función de la chaperona molecular es ayudar al proceso de síntesis al hacer proteína. La manera en que lo logra es por medio de ajustar las posiciones de los aminoácidos para que queden alineados correctamente mientras son doblados. A pesar de los esfuerzos de las chaperonas moleculares, no puede evitarse la generación de un poco de proteína defectuosa. No podemos mantener la vida sin recibir proteína de los alimentos y, a la vez, a menos que recibamos las proteínas de forma adecuada, acabaremos por generar numerosos cúmulos de proteína defectuosa, o basura, dentro de nuestras células.

La planta de reciclaje de nuestro cuerpo, la autofagia, puede hacer frente a algunas de estas proteínas defectuosas y las resintetizará en proteínas utilizables, pero si la cantidad de proteínas defectuosas sigue aumentando, nuestro proceso de reciclaje se quedará atrás.

La proteína, indispensable para la salud del cuerpo, si es sintetizada incorrectamente puede dañar la función de nuestras células y poner en riesgo la fuerza vital. Usted puede ver lo importante que es minimizar la generación de esta basura de proteína defectuosa.

Lo que usted coma tiene mucho qué ver con cuánta proteína defectuosa se genere. Es por ello que quiero decirle cómo alimentarse para minimizar la generación de esta proteína defectuosa. Al adoptar esta manera de comer, se reducirá la defectuosa. El breve ayuno de Shinya puede potenciar el proceso de desintoxicación que ocurre dentro de sus células.

Aquí me he enfocado en la función de la proteína, que es un nutriente indispensable para el cuerpo y a la vez capaz de deteriorar la eficiencia de las células. Si entendemos la relación entre la proteína y nuestras células, podemos elegir una manera más inteligente de obtener la proteína que necesitamos.

Un alimento a base de plantas con más proteína que la carne

A continuación se indican alimentos que contienen una gran cantidad de proteína:

- Alimentos derivados de animales: carne (res, cerdo, pollo, etcétera), pescado, huevo, productos lácteos.
- Alimentos derivados de plantas: legumbres, granos, verduras marinas, nueces y semillas.

Si le preguntaran qué alimento de las listas previas contiene la mayor cantidad de proteína, usted probablemente respondería que la carne roja; sin embargo, 100 g de pescado o legumbres tienen tanta proteína como la carne roja. En general, estos alimentos contienen de quince a veinte gramos de proteína por cada cien gramos. Puede también sorprenderle, pero si nos guiamos por porcentajes, el tofu seco o las verduras marinas secas tienen una cantidad mayor de proteína que la carne, el pescado o las legumbres.

Quizá usted se pregunte por qué la carne está recomendada como la mejor fuente de proteína buena. Es por los aminoácidos que describí previamente. La carne contiene las nueve variedades de aminoácidos en la proporción correcta, y esto ha llevado a la recomendación de comer carne como una buena fuente de proteína. Dentro de la ciencia nutricional, a esto se le conoce como una alta puntuación de aminoácidos. Cuando se usa un sistema como éste, los alimentos derivados de animales reciben una puntuación de cien, mientras los alimentos derivados de plantas carecen de varios tipos de aminoácidos esenciales, por lo que sólo reciben una puntuación de alrededor de ochenta. Dado que la carne tiene la puntuación más alta de aminoácidos, muchos nutriólogos tradicionalmente han recomendado consumo para obtener proteína.

Con base en este concepto de aminoácidos, el consumo de carne se ha incrementado a lo largo de los últimos sesenta años. En este libro, el punto que estoy tratando de enseñar es que la manera en que los alimentos son digeridos y absorbidos en nuestros intestinos es lo que importa, no si la puntuación de aminoácidos es alta o no. Mucha gente ha experimentado algo de incomodidad tras consumir una gran cantidad de carne. Puede haber tenido heces duras que conducen a estreñimiento, heces de mal olor, gas, eructos y agruras. No se necesita una colonoscopía para saber la causa de estos síntomas. Provienen de las dificultades que su cuerpo tiene para digerir la carne. Hay basura acumulada en los intestinos, lo cual crea gas peligroso. La ingesta de proteína con alimentos a base de plantas no causa mal olor. No todas las heces tienen un olor tan malo, pero los olores que emanan de intestinos sucios y tapados son desagradables en verdad.

Incluso si usted gana más masa muscular y se desempeña mejor en los deportes temporalmente, no habrá ganado nada si sus intestinos están bajo tensión y llenos de basura, que finalmente se convertirá en basura dentro de sus células, causando un inevitable declive en la salud de su mente y su cuerpo.

Las proteínas de los alimentos provenientes de plantas, como legumbres y granos enteros, no deterioran las características intestinales, siempre y cuando no sean consumidas en cantidades excesivas. Algunas personas pueden preocuparse por la falta de ciertos aminoácidos esenciales en los alimentos a base de plantas.

Al concientizarse un poco acerca de la nutrición, esta deficiencia puede compensarse con facilidad al combinar diferentes tipos de alimentos a base de plantas. Recuerde, los aminoácidos esenciales no son los únicos nutrientes que nuestro cuerpo necesita. Cuando se pone demasiado énfasis en un nutriente específico, es difícil tener una visión integral de la salud del cuerpo en general.

Una escasez de aminoácidos esenciales provocará problemas a la salud, pues nuestras células están compuestas principalmente de proteínas. Los aminoácidos esenciales no pueden ser generados internamente, así que es importante obtenerlos de manera eficiente de los alimentos que comemos.

La pregunta, entonces, es qué deberíamos comer para conseguir proteína en vez de alimentos a base de animales, los cuales crean demasiada basura en nuestras células y nuestros intestinos. La combinación de arroz integral (grano) con granos de soya (legumbre) tendrá como resultado una puntuación de aminoácidos completa. Si agrega azuki, frijoles rojos, mijo, etcétera al arroz integral, la cantidad de proteína se incrementará más. Si entonces añade pescados pequeños (anchoas, sardinas) y verduras marinas, estará proporcionando una cantidad adecuada de proteína así como una puntuación de aminoácidos completa. No necesita comer carne, la cual tiene un efecto adverso en sus características intestinales.

Puede ser difícil preparar una comida completa si sigue mi recomendación, pero no le será tan difícil agregar arroz integral con legumbres a su menú y convertirlo en la base de muchas de sus comidas. Si no tiene el hábito de cocinar de manera habitual, al menos puede preparar arroz rico en proteínas con una legumbre, complementado con verduras que pida para llevar en un restaurante como plato de acompañamiento. Si reduce la frecuencia de comidas que haga fuera de casa y prueba los alimentos sugeridos dos a tres veces por semana, verá un cambio gradual en su salud.

El arroz integral, junto con granos de soya y otros granos más, crea una comida rica en minerales, vitaminas y fibras dietéticas, además de proteínas de alta calidad provenientes de plantas. Simplemente, al sustituir el arroz blanco por arroz integral, puede disfrutar de funciones intestinales mejoradas con mejores evacuaciones. Puede contar con evacuaciones saludables al comer arroz integral, porque es rico en fibras dietéticas. Para la eficiente desintoxicación de los intestinos, practique el ayuno matutino al estilo Shinya y luego coma arroz integral en comida y cena.

¿Por qué la gente japonesa tiene intestinos más largos?

Como usted probablemente sepa, una dieta que gira en torno a alimentos a base de plantas (proteínas derivadas de plantas) es la tradicional dieta japonesa. Una dieta como ésta mejorará las evacuaciones y no será una carga excesiva para los órganos digestivos, porque los nutrientes de esta dieta serán absorbidos en los intestinos durante un periodo más largo. No hay necesidad de que la comida sea digerida o absorbida al instante. Los japoneses han desarrollado los intestinos más largos en el mundo porque su dieta tradicionalmente ha consistido sobre todo en alimentos provenientes de plantas, y estos alimentos tardan más en transformarse.

El arroz integral tarda más tiempo en digerirse que el arroz refinado, del cual se han retirado la fibra y el germen. Por esta razón, a diferencia del arroz o pan blanco, no causará repentinamente un elevado nivel de glucosa tras una comida. El progreso lento es una manera natural de lograr progreso eficiente y esto, como veremos, se aplica también al hecho de masticar los alimentos. La digestión lenta es una digestión fácil y ayuda a mantener más estable el azúcar en la sangre, lo cual permite obtener una constante dotación de energía.

Es más importante absorber nutrientes eficazmente que obtener energía de golpe por unos momentos. El incremento en la proporción de alimentos basados en plantas en su dieta lo guiará hacia ese objetivo.

La proteína está compuesta por aminoácidos. La proteína de la ingesta de alimentos se descompone en aminoácidos, por lo que es más preciso decir que la proteína se sintetiza dentro de nuestro cuerpo. Durante este proceso de síntesis, múltiples aminoácidos se juntan en una cadena sin ramificaciones. Para serle útil al cuerpo, esta cadena debe doblarse en un patrón tridimensional específico. Cuando este proceso complejo falla, las proteínas se doblan mal, lo cual produce cúmulos inútiles o hasta peligrosos de proteínas.

12

Haga un cambio sencillo y gradual

Como hemos visto, una combinación de arroz integral y granos de soya es una buena manera de absorber aminoácidos esenciales sin darle una carga pesada a los intestinos. Sin embargo, en realidad a usted le puede resultar difícil hacer el cambio a una dieta de arroz integral, granos de soya, frutas frescas y verduras. Esto puede ser especialmente cierto para los estadounidenses, que han crecido con una dieta caracterizada por una gran cantidad de carne. Si desea mejorar su salud o incrementar su energía diaria sin hacer un cambio demasiado radical, mi recomendación es preparar su comida de manera que consista en fuentes de proteína que vayan en esta secuencia de importancia:

1. Legumbres
2. Pescado
3. Carne

Respecto a las legumbres, ya he recomendado comer arroz integral con grano de soya. Otros alimentos de grano de soya que recomiendo son tofu, tempe, granos de soya fermentados y tofu seco. A algunas personas les puede resultar demasiado inconveniente remojar los granos y cocinarlos, y puede ser difícil incrementar su consumo de estos granos a menos que use su creatividad para encontrar maneras interesantes de servirlos, pero no debe resultarle demasiado difícil incluir natto o tofu en su menú, dado que no requieren mucha cocción. A la gente que se le complica cocinar puede pedir pescado en vez de carne en un restaurante.

El pescado tiene aproximadamente el mismo número de aminoácidos que la carne roja y es buena fuente de proteína. No requiere mucho esfuerzo asar pescado a la parrilla, ni siquiera para las personas a quienes no les gusta tocarlo y manejarlo. Al comer fuera, debe pedirlo asado a la parrilla o sellado y no frito. Puedo ofrecerle más sugerencias para una dieta ideal, pero no quiero hacer que parezca demasiado complicado. Es más importante que empiece de manera sencilla, al cobrar conciencia de lo que está comiendo.

Algunas personas son de constitución delicada y no pueden subir de peso, ni siquiera si comen más. Si de repente cambian a una dieta vegetariana, pueden sufrir deficiencia de proteínas y ponerse muy mal. Sin embargo, la elección del pescado en vez de carne roja puede beneficiar a todos. Es importante empezar con lo que pueda.

Una de las indicaciones de un resultado exitoso en sus cambios a la dieta son sus evacuaciones. Si no tiene una evacuación diaria, o si sus heces son demasiado duras o si se le dificulta evacuar, es señal de que todavía hay trabajo por hacer en cuanto a mejorar su dieta y su estilo de vida. Incluso si tiene una evacuación diaria, debe estar consciente de que aun así podría tener materia fecal impactada. Muchas personas han experimentado una mejoría en su salud tras presentar heces duras como piedras o aguadas y negras. Recuerde, usted puede sentir el progreso de la salud de su cuerpo y su mente al revisar sus evacuaciones. Es la manera más rápida de ver el resultado de elegir el camino sabio de obtención de proteína que su cuerpo necesita.

Las consecuencias de comer demasiado pescado

Hay muchas razones favorables para preferir el pescado a la carne. En primera, como hemos visto, el pescado es tan bueno como la carne en cuanto a los aminoácidos esenciales. Además, es una excelente fuente de grasas buenas, que no se encuentran en la carne. Quizá haya escuchado nombres como EPA (ácido eicosapentanoico) y DHA (ácido docosahexaenoico). Son grasas buenas, grasas omega 3, que ayudan a que la sangre fluya correctamente. El omega 3 también reduce el nivel de triglicéridos, es decir, grasas malas. Uno de los problemas de comer carne roja y aves es que sus grasas hacen que la sangre se vuelva pegajosa y aletargada. Es fácil ver que el pescado es la elección más sana, preferible a otra carne.

A lo largo de mi experiencia he confirmado que las características intestinales de aquellos cuya fuente de proteína es el pescado son considerablemente mejores que las de quienes usan otras carnes como principal fuente de proteína. Los divertículos rara vez se encuentran en personas que comen pescado con regularidad. Uno podría decir que la presencia de los divertículos es un barómetro de las características intestinales que están deteriorándose. Si no se tratan los divertículos, pueden dar lugar a pólipos intestinales o cánceres, pues los desechos y las sustancias tóxicas tienden a acumularse. No podemos ignorar el hecho de que los divertículos se encuentran más seguido en quienes consumen mucha carne. Los japoneses, en épocas pasadas, acostumbraban comer arroz sin refinar, legumbres y verduras de raíz, así como pescado fresco; en otras palabras, una dieta bien balanceada y rica en nutrientes sin necesidad de carne. Hoy, muchos japoneses no están conscientes de estos datos.

Hasta ahora, he estado hablando de los méritos del pescado. Sin embargo, hay un riesgo grande al comerlo.

El problema es la contaminación del océano. Los pescados grandes, como atún, tienen niveles altos de peligroso mercurio. Quienes comen mucho atún deben saber que existen preocupaciones sobre los graves efectos del mercurio sobre el sistema nervioso. En la ecología marina, lo peces pequeños son presa de los medianos, y los medianos son comidos por peces grandes y, por lo tanto, una gran cantidad de depósitos no descompuestos de mercurio se encuentran en los pescados grandes. El efecto del mercurio sobre el cuerpo humano no está claro. Sin embargo, se recomienda que las mujeres embarazadas no consuman más de ochenta gramos de atún, pez espada u otro pescado grande a la semana. Esta recomendación fue hecha debido al efecto adverso del mercurio sobre los bebés en el útero. Por supuesto, los efectos tóxicos no se limitan a atacar a los bebés todavía sin nacer. El mercurio, incluso en pequeña cantidad, es una toxina peligrosa.

Al elegir pescado como su fuente de proteína, debe tener en cuenta el problema del mercurio y tratar de minimizar la ingesta de pescados grandes. En su lugar, elija pescados más pequeños como sardinas, anchoas, arenque o caballa. Los peces pequeños secos son buena fuente de calcio.

Nos enfrentamos a la contaminación del océano, lo cual es un problema que no podemos vencer de manera individual ni con facilidad. Sin embargo, debido a nuestro esfuerzo por mejorar nuestra condición, es innegable que debemos incrementar la ingesta de pescado y minimizar nuestro consumo de carne. Espero que usted siga la secuencia de prioridades que consiste en legumbres, pescado y luego carne para cumplir con sus requerimientos de proteína.

Las características intestinales de los estadounidenses se han deteriorado más de lo que generalmente se piensa o se entiende. Las investigaciones antienvejecimiento más recientes y emocionantes corroboran las ideas que he discutido sobre el hecho de que las "células zombis" y los cúmulos de proteína defectuosa son culpables de demencia, Alzheimer y otras enfermedades que aparecen en edades avanzadas.

13

Los peligros de los lácteos

Ya que estamos tocando el tema de la proteína, permítame hacer un breve comentario sobre la leche de vaca, que en general se considera buena fuente de proteína y calcio. Yo creo que beber leche puede representar un gran riesgo para su salud. Si continúa tomando leche a diario, con la creencia de que es buena para la salud, puede estar contribuyendo al deterioro de sus características intestinales. Si está leyendo por primera vez uno de mis libros, puede sorprenderse ante tal afirmación, pero hay muchos problemas con la leche que no deben pasarse por alto.

En primera, puedo decir con certeza, dada mi experiencia clínica, que los intestinos de quienes consumen productos lácteos como leche, mantequilla, queso, yogur y crema son menos sanos (y menos juveniles) que los de quienes no los consumen. Con eso, quiero decir que sus intestinos están duros y gruesos, y la peristalsis de su intestino está inactiva. Uno puede sentir esto con tan sólo tocar el abdomen de la persona. Este síntoma es idéntico al de quienes comen mucha carne.

Hay muchos casos en los que las personas que sufren de males intestinales (síndrome del intestino irritable o estreñimiento crónico) o síntomas alérgicos (dermatitis atópica, alergia al polen) han tenido una mejoría tras restringir su consumo de carne, leche y otros productos lácteos.

Para la producción de leche a gran escala, las vacas con frecuencia son colocadas en pequeños establos, no tienen oportunidad de ejercitarse y se les proporcionan alimentos concentrados. Muchas de estas vacas se enferman. Más allá de eso, el noventa y nueve por ciento de las vacas son inseminadas artificialmente a los sesenta días de haber dado a luz previamente, mientras producen leche. Esta práctica se considera necesaria para la eficiencia de la producción. Cuando las vacas se embarazan, la densidad de la hormona femenina en su sangre se incrementa. La leche de las vacas embarazadas también contiene una gran cantidad de hormonas femeninas. De acuerdo con las investigaciones de Akio Sato, profesor honorario en la Universidad Médica de Yamanishi, las hormonas femeninas en la leche de vaca no se degradan con la esterilización realizada por medio de calor. Por tanto, estamos ante una situación alarmante. La mayoría de la leche en el mercado contiene excesivas hormonas femeninas. Esa leche que contiene la hormona femenina frecuentemente se da a los niños en la escuela junto con sus comidas. Los niños, antes de la pubertad, ingieren esas hormonas femeninas, pues se les anima a tomar leche "por salud". ¿Pero tanta hormona femenina hace bien a los niños?

Muchos productos lácteos se usan como ingredientes en galletas y pasteles. Si usted visita una cafetería, verá un menú donde aparece el café con leche, el capuchino, el latte y otras combinaciones de café con productos lácteos. Mucha gente consume yogur diario, pues piensa que es bueno para la salud. Todas esas raciones adicionales de productos lácteos, sumadas, pueden representar mucha leche en la dieta diaria.

Mi primer libro, *La enzima prodigiosa*, incluye más información al respecto. Opino que la actual dieta al estilo occidental, con su fuerte consumo de leche, está contribuyendo a muchos problemas de salud tanto en Estados Unidos como en Japón. En Japón, creo que la baja en el índice de natalidad se debe al incremento en el consumo de productos lácteos, y en Estados Unidos bien puede ser la causa del incremento en cánceres de mama y próstata.

Los productos lácteos pueden consumirse ocasionalmente, pero es sabio abstenerse de su consumo diario. Si una receta pide leche, puede sustituirla por leche de soya o de arroz, dado que ambas proporcionan proteína con base en las plantas. Un cambio de leche a leche de soya (hecha con soya y sin que le hayan adicionado sabores) es una de las maneras inteligentes de obtener proteína.

¿Qué debemos consumir para obtener proteína que no sean alimentos derivados de animales, los cuales crean demasiada basura en nuestras células y nuestros intestinos? Recomiendo arroz integral con granos de soya. La combinación de arroz integral (grano) y granos de soya (legumbre) tendrá como resultado una puntuación de aminoácidos completa. Si agrega azuki, frijoles rojos, mijo, etcétera, al arroz integral, la cantidad de proteína se incrementará más. Si entonces añade pescados pequeños (anchoas, sardinas) y verduras marinas, estará proporcionando una cantidad adecuada de proteína, al igual que una puntuación de aminoácidos completa. No necesita comer carne, la cual tiene un efecto adverso en sus características intestinales.

14

El cofre del tesoro de colágeno

Si toda esta información sobre los problemas asociados con comer ciertos alimentos lo tiene desanimado, por favor sepa que hay una noticia realmente muy buena acerca de los efectos positivos de algunas fuentes de proteína. El colágeno, del cual hemos escuchado hablar debido al efecto rejuvenecedor que tiene sobre la piel, está compuesto de proteínas, y hay alimentos ricos en los aminoácidos a partir de los cuales se crea y mantiene el colágeno. Puede sorprenderse al saber que los pescados pequeños y los granos de soya son excelentes fuentes de estos aminoácidos.

Antes de entrar al tema de la relación entre estos pescados pequeños, los granos de soya y el colágeno, quisiera hablar sobre lo importante que éste resulta para el cuerpo. He mencionado que el colágeno es el ingrediente para la piel bella, pero también es estupendo para muchas otras partes de nuestro cuerpo, partes que no podemos ver en el espejo, como huesos, articulaciones, músculos, tendones y venas.

Sabemos que los huesos están hechos de calcio. Si usted compara los huesos con la construcción de un edificio, el calcio es como el concreto, mientras el colágeno sería el equivalente a las vigas de acero. Los ligamentos, que conectan los huesos, y los tendones, que conectan los huesos y los músculos, están hechos principalmente de colágeno fibroso. Usted, entonces, puede ver que el colágeno es indispensable para una estructura ósea saludable. La dermis que crea una piel hermosa y el endotelio dentro de nuestros vasos están compuestos principalmente de colágeno. De hecho, treinta por ciento de la proteína que compone su cuerpo es colágeno.

Las escamas de los pescados son una fuente excelente de colágeno de alta calidad. Recomiendo los pescados pequeños como fuente de colágeno, porque pueden comerse completos algunos pequeños como las sardinas, y la rigidez de su escama no se percibe. Desde luego, los pescados pequeños son una buena fuente de proteína y calcio, además de colágeno. Algunos expertos opinan que, como el colágeno es una especie de proteína, se descompone en aminoácidos, y por lo tanto el consumo excesivo de colágeno no será reconocido ni utilizado. Sin embargo, yo cuestiono esta opinión, porque la prolina, un aminoácido que compone el colágeno, se encuentra exclusivamente en el colágeno.

El colágeno difiere de los aminoácidos esenciales ya que puede ser sintetizado por el cuerpo, pero ante el hecho de que el treinta por ciento de proteína total es colágeno, creo que es recomendable obtener colágeno en abundancia de la comida, en vez de depender por completo de su síntesis en el cuerpo. La razón por la cual recomiendo el consumo de los granos de soya es que son ricos en los aminoácidos glicina y prolina, principales componentes del colágeno. Hay alto contenido de colágeno en la gelatina de las manitas de cerdo, los músculos de la res, la piel y los cartílagos de pollo y demás, pero el colágeno de fuentes animales no de disuelve con tanta facilidad en el cuerpo humano y no se digiere y absorbe de manera adecuada. Además, ese colágeno es de alimentos de origen animal, y por lo mismo existe el riesgo de contaminar las características intestinales si se consume en grandes cantidades. En el mercado hay suplementos de colágeno derivados de escamas de pescado, pero lo animo a empezar con una ingesta mayor de pescados pequeños y granos de soya, pues siempre prefiero dar un suplemento al cuerpo de manera holística mediante de los alimentos que componen su dieta diaria, y la mía.

15

El ataque de las células zombis

La razón por la que lo animo a adoptar no sólo el breve ayuno y otros métodos dietéticos, sino además un método para limpiar el colon, es que las características intestinales de los estadounidenses se han deteriorado más de lo que generalmente se piensa. Las investigaciones antienvejecimiento más recientes y emocionantes corroboran las ideas que he discutido acerca de las "células zombis". Ahora se cree que los cúmulos de proteína defectuosa son culpables de la demencia, el mal de Alzheimer y otras enfermedades que aparecen en edades avanzadas.

Podemos creer que gozamos de buena salud, pero no tener noción del estado real de nuestra sangre y nuestros órganos internos. Muchos de nosotros ignoramos al menos parcialmente la carga que representan los desechos para nuestro cuerpo. A juzgar por mi experiencia clínica, la gente que tiene mucha basura en sus células y en sus intestinos experimentará un declive en su poder mental y también físico. Este declive incluso puede conducir a graves enfermedades. Si usted está sano en general y no le aquejan síntomas específicos, puede sentirse alarmado cuando envejezca un poco si descubre que tiene una enfermedad grave como cáncer, o si sufre una apoplejía.

Usted puede sentir que ese tipo de enfermedades llega de pronto e impredeciblemente, pero rara vez es el caso. Cuando examino los intestinos de alguien, me es posible predecir el estado de salud de esa persona dentro de algunos años. Todos necesitamos desarrollar lo que llamo una "práctica saludable". Debemos estar conscientes de nuestra dieta y cuidar nuestros intestinos. Es la manera de cuidar la salud de manera auténtica y a un precio accesible.

Para reiterar, el pescado es una buena fuente de ácidos grasos no saturados (omega 3), pero se sabe que pescados grandes como el atún tienen una concentración alta de mercurio peligroso. En la naturaleza, hay muchos otros minerales tóxicos, como plomo, cadmio, arsénico, etcétera. Estos minerales tóxicos en general están presentes en pequeñas cantidades, y sólo estamos absorbiendo rastros mínimos en nuestra vida diaria. No obstante, en los últimos sesenta años, la contaminación ambiental se ha expandido grandemente, y es posible que el volumen de minerales tóxicos con los que entramos en contacto a diario por medio de la naturaleza llegue a exceder el nivel aceptable para el cuerpo humano.

No es fácil desintoxicar estas sustancias nocivas. Sin embargo, si no se hace nada, es concebible que puedan afectar de manera adversa el cerebro y los nervios. Es importante tener conciencia de estas toxinas, aunque sean micronutrientes. Necesitamos eliminarlas de nuestras células con regularidad por varios medios, como la limpieza de los intestinos. Sin embargo, el área que el enema de café puede limpiar se limita principalmente a la parte inferior del colon (el lado izquierdo del abdomen). Se sabe que quienes consumen carne con regularidad tienden a acumular desechos en esta área. El problema, sin embargo, no se limita solamente a ésta. Aquellos que consumen una cantidad excesiva de granos refinados como pan blanco, arroz blanco, pasta, etcétera, tienden a acumular desechos en la parte superior del colon.

Incluso si consume en casa arroz integral sin refinar, quizá esté comiendo arroz, pasta o pan refinados cuando sale a comer. Puede haberlos consumido sin pensar mucho en sus efectos, pero pueden representar una carga excesiva para las funciones de los intestinos. Ante estas circunstancias, he agregado otro medio para la limpieza del colon, la aplicación de hierbas.

16

El enema de café

He recomendado el breve ayuno de Shinya, el cual sugiere ayunar por la mañana para propiciar la desintoxicación intracelular. Hemos llegado a entender que las células son justamente la unidad básica que compone cada órgano y tejido en el cuerpo. Por lo tanto, conforme progresa la desintoxicación intracelular, cada órgano y cada tejido se carga de energía.

La salud de nuestros intestinos tiene un fuerte impacto sobre las células, pues todos los alimentos consumidos son digeridos y absorbidos en nuestros intestinos y es desde ellos que los nutrientes son enviados a todas las células del cuerpo. Si nuestros intestinos tienen una acumulación de basura, gas tóxico y sustancias tóxicas como sulfuro de hidrógeno, amonio, indol y escatol, contaminarán nuestra sangre y finalmente provocarán efectos adversos en el desempeño de nuestras células.

La salud del colon se refleja en la salud de las células que hay en todo el cuerpo. Usted puede entender que será necesario trabajar en la desintoxicación del intestino para mejorar la desintoxicación de nuestras células. Verá un efecto positivo de sinergia en la mejora de su salud, si considera salud intestinal y salud celular como cuestiones paralelas.

Con base en la premisa de que un colon limpio y sano es igual a una persona más sana, quisiera sugerirle algunos métodos de desintoxicación de colon. El primero es adoptar el breve ayuno de Shinya, junto con los cambios dietéticos que he descrito. Cuando inicie esta rutina, primero determine su objetivo al hacer estos cambios de estilo de vida. Su objetivo puede ser algo tan sencillo como "quiero deshacerme de la fatiga crónica" o "quiero despertarme por la mañana con la sensación de haber descansado". Cuando fije su objetivo deseado, puede que quiera ir más allá con el programa. Los métodos que voy a describir a continuación darán impulso a la desintoxicación intracelular que ya está experimentando por el ayuno matutino y los cambios dietéticos. Con base en mi experiencia que ha consistido en examinar a grandes cantidades de pacientes, le presentaré estos métodos, los cuales garantizarán resultados favorables sin ser una carga para el cuerpo. Si decide probarlos, por favor hágalo lentamente, paso a paso.

Cuatro puntos a revisar en las evacuaciones

Nuestras evacuaciones son como una puerta de control al buscar la desintoxicación del colon. Como médico, examino muchos pacientes a diario y me entristece que un gran número de personas sufra de estreñimiento crónico. No está tan alejado de la verdad afirmar que la mayoría de la gente que todavía está llevando una dieta convencional tiene un problema de estreñimiento.

Usted puede pensar que, como defeca a diario, no tiene problemas. Sé que usted quizá tenga amigos que no defequen por cuatro o cinco días. ¿Pero nota menos volumen o heces endurecidas algunos días? Tener una evacuación a diario es una cosa muy buena, pero el simple hecho de tener cualquier clase de evacuación puede no ser suficiente para limpiar las toxinas de su cuerpo. De ser posible, debería revisar los siguientes puntos cuando tenga una evacuación:

Dureza: no debe ser demasiado suave ni demasiado dura. La dureza ideal es como la de un plátano maduro.

Volumen: compare su volumen con el del alimento ingerido el día previo. Si es mucho menor, puede dar por hecho que sufre de estreñimiento.

Olor: si tiene un olor desagradable, es la prueba de que sus características intestinales están en malas condiciones. No es cierto que todas las heces tengan mal olor. Las personas que evacúan gases tras defecar, todavía tienen algunas heces en la porción superior del colon.

Evacuación incompleta: si no tiene la sensación de haber realizado una evacuación completa, puede padecer estreñimiento.

Una buena evacuación se refiere a una evacuación que cumpla con los requisitos anteriormente mencionados; es decir, que incluye evacuar sin dificultad cierto volumen de heces sin olor desagradable y con la consistencia de un plátano. Fluctuará cada día de acuerdo con su estado físico y mental; pero si no tiene buenas evacuaciones con suficiente frecuencia, puede sufrir algunos efectos del estreñimiento.

Esta clase de estreñimiento leve puede no conducir al surgimiento de una enfermedad, pero si tiene estreñimiento crónico, es imposible que sus células se desintoxiquen. Finalmente puede desarrollar fatiga crónica, malestar e irritabilidad. El culpable de estos estados físicos deficientes con frecuencia es el estreñimiento. Su principal causa es la dieta diaria.

Reducir la ingesta de alimentos a base de animales, consumir bastante agua de buena calidad como la de Kangen y comer fruta entera y otros alimentos ricos en enzimas, ayudará mucho a reducir el estreñimiento. Agregue fibras dietéticas con verduras y granos sin refinar como arroz integral. Desde luego, recomiendo que inicie el breve ayuno de Shinya, basado en ayunar por la mañana dos o tres días a la semana.

Debe notar que sus evacuaciones empiezan a mejorar. Si sus características intestinales se han deteriorado por una dieta mala o el estrés diario, definitivamente no está solo. Yo animo a todo el que tenga un caso grave de estreñimiento o a quien sufra de hinchazón y gases a que trabaje en su limpieza intestinal como parte de su práctica de salud diaria.

También me gustaría recomendar el enema de café que puede administrarse fácilmente en casa. Le he estado recomendando los enemas de café a mis pacientes y amigos, y quienes han seguido esta sugerencia han tenido excelentes resultados.

¿Qué es el enema de café para la limpieza del colon?

Ésta quizá sea la primera vez que algunos de ustedes hayan escuchado acerca de usar un enema de café para limpiar su colon. Un enema de café, desde luego, es un enema que utiliza café.

El enema de café es un procedimiento para limpiar el colon y fue desarrollado por un médico alemán, el doctor Max Gerson, hace unos ochenta años. El procedimiento consiste en insertar café en el colón a través del recto con una bolsa para enema o una cubeta para limpiar los desechos de la porción inferior del colon. Algunos de ustedes pueden estar renuentes a usar un enema, pero se realiza con facilidad en casa y sólo tomará quince minutos o menos una vez acostumbrado a él. A continuación, presento una breve explicación de cómo hacerlo.

1. Prepare aproximadamente de 0.7 a 1 litro de solución al agregar agua (a temperatura corporal) a un concentrado de café, y vacíelo en un receptáculo para enema.
2. Cuelgue esta bolsa en un punto alto del baño e inserte la punta del tubo que se conecta a la bolsa en su recto. Introdúzcalo aproximadamente de 1 a 2 pulgadas.
3. Zafe el broche unido al tubo para que la solución de café sea liberada hacia su colon.
4. Elimine una vez que toda la solución haya entrado al colon.

La solución de café que se use debe estar preparada a partir de café orgánico, natural y libre de cualquier aditivo. No sentirá ningún dolor y el procedimiento completo es sencillo. La solución se eliminará junto con las heces del intestino inferior y no se quedará dentro del colon. Dependiendo del estado de su cuerpo, las reacciones variarán en cierta medida y, una vez que haya eliminado heces duras, se sentirá fresco. Ante tal sensación de alivio, probablemente no le moleste tomarse este breve tiempo adicional para agregar esta actividad a su práctica de salud.

El uso de un enema de café para eliminar incomodidad no le creará dependencia del proceso. Por lo general, un enema se administraba con químicos como la glicerina para estimular el intestino e inducir movimientos peristálticos. Hay un riesgo en esto, pues induce a la fuerza el movimiento intestinal de manera similar a lo que sucede con el uso de laxantes. La dependencia habitual en esa clase de estimulación, ya sea que provenga de laxantes o de enemas químicos, debilitará y contaminará la salud de los intestinos y creará dependencia de los laxantes, pero el enema de café no funciona así. Incluso quienes actualmente dependan de los laxantes pueden empezar a usar un enema de café para que las bacterias buenas dentro de sus intestinos se activen a fin de restaurar el movimiento peristáltico y eliminar la necesidad de laxantes.

Libérese del estreñimiento, el dolor de cabeza, los hombros tiesos y la frustración

Desde la década de 1920 se ha sabido que el café cuenta con propiedades especiales que limpian el colon gracias a que dos médicos, los doctores O. A. Meyer y Martin Hübner, del Departamento Médico de la Universidad Göttingen de Alemania, notaron que la cafeína presente en el café tenía propiedades que expandían el ducto biliar para lograr un flujo más eficiente de la bilis y así apoyar al funcionamiento del hígado. Éste, el órgano más grande del cuerpo, sirve para tomar y degradar sustancias nocivas generadas por la basura en los intestinos para desintoxicarlas. Al expandir el ducto biliar, se facilita el proceso de desintoxicación de basura a través del flujo de los intestinos al hígado. Beber mucho café, sin embargo, no producirá tal resultado. Usted se sentirá drogado por el efecto estimulante del café, lo cual provocará inestabilidad autónoma, agruras o pérdida del apetito.

Recuerde, la calidad de agua y del café que use para el enema es importante. No puede esperar ningún beneficio del café instantáneo que se vende en el mercado. Es necesario usar una solución de café derivada de granos de café orgánicos de alta calidad y debe insertarse directamente en el colon a través del recto. Nuevamente, usted no obtendrá ningún resultado al beber café. Cuando el doctor Gerson supo de la eficacia del enema de café gracias a las investigaciones de los doctores Meyer y Hubner, la incluyó en su programa para el cáncer, un tratamiento que no depende de intervenciones farmacéuticas, sino que aboga por el apoyo mediante la dieta y el estilo de vida.

En los días en que se empezó a usar el tratamiento del enema de café, algunos médicos lo ridiculizaron y preguntaron en son de broma si se debería agregar crema o azúcar. Pero el método del doctor Gerson ya ha sido adoptado por muchos, no sólo en Estados Unidos y Europa, sino también en Japón. En Estados Unidos, durante la década de 1980, se confirmó que ingredientes eficaces en el café dan apoyo a las actividades de las enzimas y así facilitan el rompimiento de las toxinas en la sangre. Ha habido un incremento significativo en el uso de enemas de café en algunas instituciones médicas. Yo personalmente he utilizado enemas de café durante los últimos treinta años y los he recomendado a los pacientes en mis clínicas. He recibido muchos comentarios favorables como "finalmente me libré del estreñimiento" o "ya no sufro de dolores de cabeza, hombros tiesos o irritación". En lo personal, uso enemas de café no para remediar el estreñimiento, sino para que mis intestinos limpios mantengan su buena salud.

El enema de café no es un tratamiento extraño. Me atrevo a decir que es una herramienta indispensable para que usted pueda maximizar el potencial de su práctica de actividades para llevar una vida saludable. Puede administrarse fácilmente en casa, e incluso puede considerarse como parte de su rutina de belleza.

Método para enfocarse en la limpieza del colon inferior

Espero que haya empezado a entender por qué creo que el enema de café es una herramienta valiosa en su práctica de actividades para la salud. Lo que estoy recomendando no es exactamente igual al enema de café desarrollado por el doctor Gerson hace ochenta años. El medio ambiente en que vivimos ha cambiado significativamente desde entonces.

Debemos prestar atención a la calidad del material que introducimos en nuestro cuerpo. Aunque un enema de café puede administrarse con facilidad en el hogar, sigue siendo un tratamiento médico, y es necesario ser selectivo al elegir los granos. El café generalmente es susceptible a plagas, y por lo tanto se dice que no hay ninguna otra planta que sea rociada con más pesticidas que las de café. Como estamos hablando de café para insertar en nuestros intestinos, debemos evitar el uso del proveniente de granos tratados con tales químicos. Usar café orgánico sin residuos de pesticidas es requisito mínimo.

Más allá de eso, los tipos de alimentos que consumimos han cambiado desde la época del doctor Gerson. Los alimentos perjudiciales para la salud de nuestros intestinos han saturado el mercado en los últimos sesenta años. Por medio de miles de colonoscopías, he observado los efectos de estos alimentos en la salud intestinal de mis pacientes. Creo que, dados los hábitos alimenticios de los estadounidenses "normales", el uso habitual del enema de café se debe recomendar como medida preventiva, incluso para personas que no tienen problemas de salud evidentes.

Además de usar café, es necesario utilizar "agua buena," o agua de Kangen, tratada con un purificador para retirar impurezas. Si esto le resulta demasiado complejo, también puede usar agua mineral embotellada disponible en el mercado. El agua fría reducirá las funciones inmunes dentro del colon, por lo que necesitará calentar el agua hasta que alcance la temperatura corporal.

Por cierto, hay clínicas que administran lavados de colon con un aparato. No puedo recomendar semejantes tratamientos. Cuando un líquido limpiador, como el agua tibia, se administra al colon con un aparato, aumenta la presión dentro del órgano y existe la posibilidad de dañar la pared del colon. Si usted sufre de divertículos, la presión fácilmente podría agravar la inflamación. Además, existe el riesgo de sacar los minerales que hay dentro del colon. Su limpieza sin otra finalidad que la pura limpieza no ayudará a la eliminación ni conducirá a la salud. Recuerde, el principal método de limpieza del colon no son los enemas, sino su consumo diario de alimentos. Cuando su patrón dietético es irregular o si su dieta es alta en carne y productos lácteos, un enema de café ayudará a limpiar el colon contaminado por estos alimentos.

La inmunidad se refiere a nuestras defensas para luchar contra agentes patógenos y sustancias externas que hayan invadido nuestro cuerpo. Puede llamarle resistencia a las enfermedades. En otras palabras, mientras más alta sea la inmunidad, menos probable será contraer enfermedades. Uno de los puntos estraté-gicos de la inmunidad está en los intestinos. De sesenta a setenta por ciento de nuestras células implicadas en la inmunidad están en las placas de Peyer, en el intestino delgado.

17

Masaje de desintoxicación

Como una opción para ayudar a la limpieza intestinal, he presentado un método para masajear sus intestinos (externamente, desde luego). Este método fue desarrollado por Yasue Isazawa, y lo llamo el "Método de *mi* (masaje intestinal)". Sólo toma de cinco a diez minutos y cualquiera lo puede hacer con facilidad, lo cual produce excelentes resultados en cuanto a la limpieza de los intestinos.

Calentamiento

1. Acuéstese boca arriba y relájese.
2. Respire por la nariz mientras expande su abdomen.
3. Exhale por la boca mientras contrae el abdomen.

4. Repita lo antes descrito diez veces, y luego continúe con el siguiente masaje.

Masaje de colon

1. Doble las rodillas y voltee su cuerpo a la derecha, de manera que se estire el lado izquierdo del abdomen.
2. Tras asegurarse de que el lado izquierdo está estirado (la parte baja del colon donde los desechos tienden a atorarse), masajee esta área despacio con su mano izquierda.
3. Haga de tres a cuatro repeticiones de diez, mientras masajea.

Masaje del intestino delgado

1. Coloque los dedos (pulgar, índice y cordial) de ambas manos sobre su estómago, como una pulgada abajo el ombligo, y dé diez veces un lento masaje circular en el sentido de las manecillas del reloj.
2. Repítalo a la altura del ombligo.
3. Repita esto unas tres veces, y si hubiera algún punto en el que sintiera dolor u opresión, concéntrese en darle masaje.

Verá lo sencillo que es. De ser posible, convierta en un hábito practicar este régimen de masaje tras darse un baño, o antes de dormir, o justo tras levantarse por la mañana. Por ejemplo, cuando no se sienta demasiado bien y se sienta hinchado y pesado, beba seis onzas de agua de Kangen y luego dé masaje a su intestino delgado. Se sorprenderá de lo rápidamente que recobra la vitalidad gracias a la activación de la circulación linfática. Desaparecerán la inflamación y la hinchazón.

De todas las personas que han adoptado los métodos de desintoxicación que recomiendo, muchas que creyeron estar libres de estreñimiento evacuaron heces negras con aspecto de carbón o chapopote, o cúmulos duros y secos de materia fecal vieja. Tras eso, reportaron sentirse increíblemente frescas en cuanto a cuerpo, mente y espíritu.

Incluso si usted no tiene muchos desechos en sus intestinos, si ha estado consumiendo una gran cantidad de alimentos de animales, puede estar cargando una gran cantidad de basura en las células. Cada uno de los sesenta trillones de células puede estar portando una carga grave de proteínas basura. Por favor, tome conciencia de que para nuestras células es difícil recobrar su función innata a menos que se retire esa basura. Usted no maximizará sus habilidades a menos que limpie sus células. Me gustaría empezara una buena práctica de salud al cobrar conciencia de su propio cuerpo, cómo funciona y qué necesita para desempeñarse óptimamente.

Aprender a escuchar los mensajes de su cuerpo es el primer paso de su práctica.

El estado de sus intestinos es el estado de su mente

Desde luego, los esfuerzos por mejorar su constitución corporal tienen un impacto importante en su mente también. Por ejemplo, si tiene el estómago revuelto, se siente irritable e inquieto por cuestiones triviales. Nuestras mentes y nuestros intestinos están estrechamente relacionados. En muchos casos, la gente no está consciente de su problema de salud. Si los intestinos de alguien están llenos de basura y generan gas tóxico, se sobreentiende que no está bien. Si el problema de esa persona se agrava por una escasez crónica de enzimas y minerales, no es de sorprender que sea propensa a arranques de ira.

Además, un estilo de vida de consumir azúcar refinada o grasas malas a diario refuerza esa tendencia a la irritabilidad. No se puede negar que el deterioro de las funciones de nuestro cuerpo provocadas por los malos hábitos alimenticios tiene un impacto adverso tanto en su cuerpo como en su mente. Desde el punto de vista de la endoscopía, su gastroenterólogo puede conocer el estado de su mente a pesar de estarlo examinando por el otro extremo.

18

Agua de Kangen

El agua tiene muchas funciones dentro del cuerpo humano, pero la principal es mejorar el flujo sanguíneo y promover el metabolismo. También activa la flora intestinal y las enzimas al excretar desechos y toxinas. Dioxinas, contaminantes, aditivos en los alimentos y carcinógenos se excretan hacia el exterior del cuerpo gracias al agua buena.

El agua no sólo está presente dentro de los vasos sanguíneos, también juega un papel importante dentro de los vasos linfáticos. Este sistema del cuerpo humano es como un alcantarillado. Lleva a cabo las funciones importantes de purificar, filtrar y transportar el agua excesiva, las proteínas y los desechos por el torrente sanguíneo. Dentro de los vasos linfáticos hay anticuerpos llamados gammaglobulinas, que cumplen funciones de inmunidad, y enzimas llamadas lisozimas, que tienen efectos antibacteriales. Para que el sistema inmunológico pueda funcionar correctamente, el agua buena es absolutamente necesaria.

En un ser humano, si el agua no se distribuye de manera apropiada, esa persona no sólo sufrirá desnutrición, sino que además desechos y toxinas se acumularán en sus células. En el peor de los casos, las toxinas acumuladas dañarán los genes de las células y harán que algunas células se vuelvan cancerosas.

Brindarles nutrientes, y recibir y eliminar desechos de los sesenta millones de células del cuerpo, son microfunciones del agua.

El "agua buena" es el agua con fuertes características desoxidantes

Creo que usted ahora entiende exactamente qué tan importante es beber agua buena. Pero, ¿qué clase de agua es esta "agua buena" que reiteradamente he mencionado?

Cuando digo "agua buena", no creo que exista alguien que crea que el agua de la llave cabe dentro de esa definición. Además de cloro, que se usa como desinfectante, el agua de la llave también contiene dioxinas y carcinógenos. El agua de la llave cumple con ciertos requisitos en cuanto a los niveles seguros de estas sustancias, pero es un hecho que la de llave contiene toxinas.

Esta agua se esteriliza con cloro, pero, ¿usted sabe por qué el cloro logra matar las bacterias que hay en ella? Cuando se le añade cloro, grandes cantidades de radicales libres se producen en el agua. Los microorganismos mueren a causa de esos radicales libres y, por lo tanto, la gente considera que esa agua está "limpia". Aunque los microorganismos mueran al usar este método de esterilización, al mismo tiempo la propia agua se oxida. Es así como el agua de la llave se vuelve agua oxidada.

El nivel de oxidación del agua puede medirse con algo llamado "potencial eléctrico de reducción de oxidación". En este proceso los electrones o se separan o son separados de las moléculas. La reducción es lo opuesto, pues los electrones son recibidos por moléculas. Con base en la medición de estos electrones fluctuantes, uno puede determinar si esa agua se oxidará o reducirá otras sustancias. Por lo tanto, mientras más bajo sea el potencial eléctrico (dirección negativa), más fuerte será el poder de reducción (el poder de reducir otras sustancias).

En vista de ello, el valor numérico de la mayoría de los tipos de agua de llave indica que tienen alto potencial de oxidación. Esto sobre todo es el caso dentro de las grandes ciudades como Tokio, donde el agua de la llave produce un valor de oxidación extremadamente alto de seiscientos a ochocientos.

Entonces, ¿qué tipo de agua contiene un alto poder de reducción?

Puede usar electrolitos para crear agua con una fuerte capacidad de reducción. El agua de Kangen es el nombre de un aparato de purificación hecho en Japón que hace justamente eso.

Cuando ocurre la electrólisis dentro de esos aparatos, los minerales que hay en el agua, como calcio y magnesio, se adhieren a los cátodos. Por lo tanto, el agua tratada eléctricamente puede recolectar más minerales. Además, cuando ocurre la electrólisis, también se produce hidrógeno activo, lo cual sirve para retirar el exceso de radicales libres del cuerpo. Cuando el agua pasa por estos purificadores, el cloro y las sustancias químicas que se encuentran en la de llave se retiran, dando como resultado "agua buena".

Para ponerlo de manera más simple, "agua buena" significa "agua con fuerte poder de reducción que no ha sido contaminada por sustancias químicas".

Entre los minerales encontrados dentro del agua, calcio y magnesio son especialmente importantes para los humanos. De hecho, el equilibrio de estos dos minerales es muy importante. El calcio que entra en el cuerpo no se va hacia fluidos fuera de las células, sino que, por el contrario, permanece dentro de ellas. Cuando el calcio se acumula dentro de las células, se convierte en causa de arterioesclerosis y presión alta. Sin embargo, si la cantidad correcta de magnesio se consume al mismo tiempo, puede prevenir la acumulación excesiva del calcio en las células. Se dice que la proporción apropiada de calcio y magnesio es de dos a uno. Por lo tanto, el "agua del mar profundo", que contiene mucho magnesio y agua dura, la cual además de magnesio y calcio contiene hierro, cobre, fluorina y otros minerales, también puede llamarse "agua buena".

El agua de Kangen es agua ionizada reestructurada, producida por el sistema de purificación de agua de Kangen construido en Japón. Creo que esta agua puede ser un apoyo invaluable para ayudarle a limpiar y revitalizar sus células.

Otra cosa importante que puede hacer con su máquina de agua de Kangen es crear agua ácida fuerte. Es el agua con un pH muy bajo de 2.5. Esta agua es un agente antibacterial poderoso, así que es maravillosa para lavar sus frutas y verduras frescas y crudas; pero más allá de eso, se están realizando pruebas de sus habilidades para sanar úlceras diabéticas y otros problemas de la piel.

Usar agua ácida fuerte en vez de químicos tóxicos es otro ejemplo de la manera en que podemos trabajar con la naturaleza para apoyar la milagrosa habilidad de nuestro propio cuerpo para sanarse a sí mismo.

Algunos pueden alegar que el envejecimiento es el destino natural de los humanos. El proceso por el cual las células se oxidan y se dañan debido a los radicales libres puede compararse con el proceso mediante el cual una enfermedad como el cáncer se desarrolla en el cuerpo de alguien. Este tipo de envejecimiento no es inevitable y no debe ser considerado como el proceso natural del envejecimiento. El proceso natural del envejecimiento es el deterioro gradual del metabolismo de las células y un declive gradual de las funciones.

19

Poder de inmunidad

La inmunidad se refiere a nuestras funciones de defensa para luchar contra patógenos y sustancias extrañas que hayan invadido nuestro cuerpo. Puede llamarla resistencia a enfermedades. Mientras más alto sea el nivel de inmunidad, menos probable será que contraigamos alguna enfermedad.

Unos de los puntos estratégicos del sistema inmune son los intestinos. De sesenta a setenta por ciento de nuestras células de inmunidad se encuentran en las células de las placas de Peyer en el intestino delgado. Usted recordará que es el órgano que absorbe los nutrientes de la comida que ingerimos. La función de absorción es desempeñada por una superficie vellosa, que consiste en múltiples protuberancias en forma de lengua llamadas vellosidades. Hay incontables espacios entre estas vellosidades para cúmulos de células inmunes, llamadas de placas de Peyer. Cuando nuestros intestinos están contaminados, estas células inmunes no funcionan bien. En otras palabras, una dieta que contamine nuestros intestinos provocará un descenso en la resistencia inmune de nuestro cuerpo.

Es por eso que la ingesta excesiva de alimentos provenientes de animales como carne, leche y otros productos lácteos, granos refinados sin los nutrientes principales, grasa inapropiada o azúcar refinada es la causa principal de una susceptibilidad a enfermedades infecciosas, como catarros e influenza.

Además, vemos un incremento en la proliferación de demencia y mal de Alzheimer en poblaciones en las que estos alimentos son una parte habitual de la dieta, pues cúmulos de proteínas defectuosas se establecen en el cuerpo. Todavía hay muchas personas que tienen la idea de que el desarrollo de una mejor vacuna podrá prevenir nuevos tipos de influenza, o que usted se podrá curar con una inyección de antibióticos. Estas personas ignoran por completo la auténtica naturaleza del cuerpo humano. Para incrementar el poder de inmunidad, es necesario desarrollar una buena práctica de salud, que consista en una dieta sana que no contamine los intestinos, como lo he estado recomendando, y adoptar la costumbre de practicar métodos de desintoxicación.

Si usted es de las personas que se resfría con facilidad, lo aquejan problemas como la alergia al polen o la dermatitis atópica, o tiene desórdenes físicos crónicos, por favor tenga en cuenta que esas condiciones casi con certeza están causadas por un poder de inmunidad debilitado a raíz de malas elecciones de estilo de vida. La mayoría de las enfermedades pueden curarse sin recurrir a medicamentos o vacunas.

Cada una de sus sesenta millones de millones de células viene equipada con poder inmune

El poder autoinmune en el cual me estoy enfocando es la función inmune primitiva que ha existido desde los tiempos de los organismos de una sola célula. Toda la materia viviente está compuesta por células y, en los humanos, seres de orden superior, también tienen estas funciones. Esto es porque cada una de las sesenta millones de millones de células de nuestro cuerpo viene equipada con la habilidad innata de protegerse.

Todos los seres animados han atravesado varias etapas de evolución para convertirse en lo que son en la actualidad, completamente equipados con varios órganos y partes con funciones específicas y complicadas. Sin embargo, la función de la célula única que había originalmente no se ha perdido conforme las células se han ido especializando. Me pregunto si el poder inmune natural no pudiera ser la base de la fuerza de la persona o de su nivel de salud y vitalidad. Me pregunto si personas resistentes a la enfermedad o simplemente "duras" tienen células que hacen excepcionalmente bien el trabajo de este básico poder autoinmune.

Con el avance en las ciencias de la vida en años recientes, ha habido un constante debate acerca de estos asuntos. Parece que nos estamos acercando a una era en que nuestros conocimientos tradicionales sobre inmunología pueden modificarse. Desde hace mucho hemos sabido acerca de la inmunidad intestinal, ese sistema mediante el cual podemos ingerir plantas y animales e introducirlos a nuestro cuerpo, tomar de ellos las moléculas exactas que necesitamos para preservar nuestra vida y, de alguna manera, rechazar o destruir los microbios que nos dañarían. Este sistema funciona dentro de cada célula del intestino, y es un buen ejemplo de la inmunidad innata.

El verdadero problema de los antibióticos

En 1929, los antibióticos se volvieron muy conocidos cuando Alexander Fleming, un bacteriólogo inglés, descubrió por casualidad un antibiótico en moho azul y lo llamó penicilina. Tras este descubrimiento, avanzaron las investigaciones sobre penicilina y su producción masiva se hizo posible. A raíz de este desarrollo revolucionario en la ciencia médica, el índice de muertes en soldados que contrajeron enfermedades infecciosas durante la Segunda Guerra Mundial se redujo drásticamente. Se le llamó "el más grande invento del siglo XX", y desde entonces las compañías farmacéuticas han desarrollado varios antibióticos.

Como es evidente por el hecho de que la penicilina es producida por un hongo llamado moho azul, el principio de los antibióticos es matar a los microorganismos (patógenos) y reprimir su proliferación al tomar prestado el poder de los microorganismos. La vacunación, por otro lado, es un método para incrementar el poder inmune al administrar materiales antigénicos para estimular la inmunidad adaptativa.

Los antibióticos fueron un método completamente nuevo para combatir la inmunidad cuando se descubrieron hace ochenta años, porque matan directamente a los patógenos y curan las enfermedades infecciosas. Sin embargo, esto no implica que todos los problemas se solucionaran con los antibióticos. Desafortunadamente, problemas nuevos, no previstos al principio de este desarrollo sensacional, han evolucionado. Hemos visto el surgimiento de una serie de bacterias resistentes, no destruidas por antibióticos. Tras el surgimiento de una bacteria con una enzima para descomponer la penicilina, se desarrolló un nuevo antibiótico que no reacciona ante esa enzima. Pero surgió una nueva bacteria, resistente al nuevo antibiótico. Tras varias series de estos ciclos de evolución, ahora hay números crecientes de bacterias resistentes, como el *Estafilococo áureo*, a los antibióticos.

Hoy, la mayoría de los medicamentos que requiere receta son antibióticos. Si continúa la tendencia actual de depender sin reparo alguno de los antibióticos, habrá un incremento general de bacterias resistentes e, inevitablemente, un incremento en enfermedades infecciosas. Además, las instalaciones médicas quedarán infestadas de bacterias resistentes y surgirán problemas de infecciones adquiridas en hospitales.

Hace una generación, teníamos grandes esperanzas de que el desarrollo de vacunas y antibióticos significara que la humanidad pronto se podría librar de la amenaza de enfermedades infecciosas. Puede no ser exageración decir que el desarrollo de esos "medicamentos milagrosos" en realidad ha complicado el problema. Claramente, la ciencia médica debe mirar hacia nuevas direcciones para combatir a nuestros eternos enemigos microbianos. Con estos problemas de la medicina moderna como contexto, hay un incremento en la atención que se presta a la labor de nuestros sistemas inmunológicos innatos.

Junto con este entendimiento sobre las enfermedades infecciosas, estamos viendo una epidemia de obesidad, diabetes y otros desórdenes metabólicos, así como de enfermedades del corazón. Todo esto se relaciona con el estilo de vida, con los hábitos de ejercicio y alimentación. Desde hace mucho he creído, con base en lo que he visto durante mis décadas de revisar pacientes y registrar sus dietas y estilos de vida, que la alimentación, y no los medicamentos, puede ser también la respuesta a largo plazo para las enfermedades infecciosas.

Parece haber una relación entre nuestros hábitos alimenticios y nuestra susceptibilidad a contraer enfermedades infecciosas. Esto tendría sentido, dado que la respuesta inmune innata del cuerpo está más completamente activa en las células de los intestinos mientras digerimos los alimentos que comemos.

He escrito en *La enzima prodigiosa* acerca de una teoría que tengo desde hace mucho de que puede haber una enzima "base" a partir de la cual se hacen los miles de enzimas específicas que constantemente trabajan para promover la vida en el cuerpo humano.

Las enzimas son moléculas biológicas que catalizan (es decir, que incrementan los niveles de) las reacciones químicas. En las reacciones enzimáticas, una enzima especializada en un propósito específico trabaja sobre una molécula en particular y la transforma en una molécula diferente. Los científicos llaman sustrato a la molécula al inicio del proceso de la nueva molécula; lógicamente, se conoce como el producto. Casi todas las reacciones químicas en una célula biológica necesitan enzimas para suceder con suficiente frecuencia para que haya vida. Dado que las enzimas son selectivas en cuanto a sustratos y sólo aceleran unas cuantas reacciones entre muchas posibilidades, el conjunto de enzimas creado en una célula determina qué caminos metabólicos se darán en ella.

La mayoría de las enzimas son mucho más grandes que los sustratos sobre los cuales actúan, y sólo una pequeña porción de la enzima (alrededor de dos a cuatro aminoácidos) está directamente involucrada en la catálisis. La región que contiene estos residuos catalíticos, que une el sustrato y luego lleva a cabo la reacción, se conoce como sitio activo.

Mi teoría es que todos los miles de tipos específicos de enzimas son creados conforme se requieren al añadir a la enzima base los aminoácidos específicos que se necesitan para catalizar una rápida transformación de las moléculas del sustrato. Puede ser que los humanos nazcan con, o puedan desarrollar, sólo una cantidad específica de estas enzimas base, y que cuando les exigimos en exceso un tipo de reacción, no están disponibles para ser empleadas en otros tipos de reacción.

Si, digamos, inundamos el sistema digestivo con alcohol durante una borrachera, de repente habrá una gran demanda de enzimas para ayudar al hígado a hacer frente a esta toxina. A las enzimas base se les solicita especializarse en ayudar al hígado y no estarán disponibles para hacer otras cosas, como luchar contra bacterias que hayan invadido los pulmones o para ayudar a digerir una comida.

Este puede ser el mecanismo que explique por qué una vida de borracheras o atracones habituales o estrés emocional crónico puede hacer que uno sea propenso a enfermedades de todo tipo, así como al envejecimiento prematuro.

Entonces, estar de acuerdo con la necesidad de que nuestras enzimas base estén en equilibrio, sería la clave para una vida larga y saludable. Con esto en mente, he desarrollado los lineamientos de un estilo de vida saludable y se ha demostrado que conducen a un cuerpo sano y mucha vitalidad, incluso a edades avanzadas. Al incorporar a su vida tantos de ellos como le sea posible, usted bien puede darle a sus enzimas justamente el empujón que requieren para rejuvenecerlo, incluso si ya está sufriendo de salud deficiente.

Lo reto a probar estas claves para la buena salud durante las próximas semanas y simplemente ver la diferencia que notará en su cuerpo. Reiteradamente he visto excelentes resultados con mis pacientes a lo largo de los años. Creo que usted, como ellos, verá y sentirá tantos beneficios que querrá volver parte permanente de su vida estas siete claves de oro.

Las siete reglas de oro del doctor Shinya para la buena salud

Use estas claves para preservar la "enzima milagrosa" de su cuerpo y disfrutar de una vida larga y saludable.

1. Una buena alimentación

1. Ochenta a noventa por ciento de alimentos a base de plantas:
   a. Cincuenta por ciento de granos enteros, arroz integral, pasta de trigo integral, cebada, cereales, pan integral y frijoles que incluyan granos de soya, frijoles rojos, garbanzos, lentejas, frijoles bayos, guisantes de paloma y frijoles negros, blancos y rosa.
   b. Treinta por ciento de verduras verdes, amarillas y de raíz, incluyendo papas, zanahorias, camotes y betabeles, y verduras marinas.

   c. De cinco a diez por ciento de frutas, semillas y nueces.

2. De diez a quince por ciento de proteínas a base de animales (no más de tres a cuatro onzas por día):
   a. Pescados de cualquier tipo, pero de preferencia pequeños, dado que los más grandes contienen mercurio.
   b. Aves, pollo, pavo, pato, sólo pequeñas cantidades.
   c. Res, cordero, ternera, cerdo, deben limitarse o evitarse.
   d. Huevo.
   e. Leche de soya, queso de soya, leche de arroz, leche de almendra.

Alimentos para agregar a su dieta:

1. Tés de hierbas.
2. Tabletas de algas (alga marina).
3. Levadura de cerveza (buena fuente de vitaminas del complejo B y minerales).
4. Polen y própolis de abeja.
5. Suplementos de enzimas.
6. Suplementos multivitamínicos y de minerales.

Alimentos y sustancias que debe evitar o limitar en su dieta:

1. Productos lácteos como leche de vaca, queso, yogur y otros productos con leche.
2. Té verde japonés, té chino, té inglés (limítese a una o dos tazas al día).
3. Café.
4. Dulces y azúcar.
5. Nicotina.
6. Alcohol.
7. Chocolate.
8. Grasa y aceites.
9. Sal de mesa común (use sal de mar con micronutrientes).

Recomendaciones dietéticas adicionales:

1. Deje de comer y beber de cuatro a cinco horas antes de acostarse.
2. Mastique cada bocado de treinta a cincuenta veces.
3. No coma nada entre comidas excepto fruta entera (si el hambre lo mantiene despierto, se puede comer una fruta entera una hora antes de dormir, dado que se digiere con rapidez).
4. Coma frutas y beba jugos de treinta a sesenta minutos antes de las comidas.

5. Coma granos y cereales enteros sin refinar.
6. Coma más alimentos crudos o ligeramente preparados al vapor. Calentar la comida a más de 118 grados matará las enzimas.
7. No coma alimentos oxidados (la fruta que se haya vuelto café se ha comenzado a oxidar).
8. Coma alimentos fermentados.
9. Sea disciplinado con la comida que ingiere. Recuerde que usted es lo que come.

2. Agua buena

El agua es esencial para su salud. Beba agua con fuerte poder de reducción que no haya sido contaminada por sustancias químicas. Beber "agua buena" como agua mineral o dura, que contiene mucho calcio y magnesio, mantiene su cuerpo con un pH alcalino óptimo.

- Los adultos deben consumir al menos de seis a diez tazas de agua al día.
- Beba de una a tres tazas de agua tras despertarse por la mañana.
- Beba de dos a tres tazas de agua alrededor de una hora antes de cada comida.

3. Eliminación regular

- Inicie el hábito diario de retirar los contaminantes intestinales y de limpiar su sistema con regularidad.
- No tome laxantes.
- Si la evacuación es lenta o para desintoxicar el hígado, considere usar un enema de café. El enema de café es mejor para la desintoxicación del colon y para la desintoxicación del cuerpo entero porque no libera radicales libres hacia el torrente sanguíneo, como sucede con algunos métodos de desintoxicación por medio de la dieta.

4. Ejercicio moderado

- El ejercicio apropiado para su edad y condición física es necesario para la buena salud, pero el ejercicio excesivo puede liberar radicales libres y dañar su cuerpo.
- Algunas buenas formas de ejercicio son caminar (cuatro kilómetros), nadar, tenis, ciclismo, golf, fortalecimiento de músculos, yoga, artes marciales y aerobics.

5. Descanso adecuado

- Acuéstese a la misma hora cada noche y duerma de seis a ocho horas ininterrumpidas.
- No coma o beba en las cuatro o cinco horas antes de irse a la cama. Si tiene hambre o sed, puede comer una fruta una hora antes de dormir, pues se digiere con rapidez.
- Tome una breve siesta de treinta minutos tras la comida.

6. Respiración y meditación

- Practique la meditación.
- Practique el pensamiento positivo.
- Haga respiraciones abdominales profundas cuatro o cinco veces por hora. La exhalación debe ser el doble de larga que la inhalación. Esto es muy importante, dado que la respiración profunda ayuda a eliminar toxinas y radicales libres del cuerpo.
- Use ropa holgada que no limite su respiración.
- Escuche su propio cuerpo y sea bueno consigo mismo.

7. Felicidad y amor

- La felicidad y el amor darán un impulso al factor de enzimas de su cuerpo, a veces de manera milagrosa.
- Dedique tiempo cada día a tener una actitud de gratitud.
- Ría.
- Cante.
- Baile.
- Viva apasionadamente y entregue su corazón entero al vivir, trabajar e interactuar con quienes ama.

Nuestros niños durante sus dos primeros años

He hablado mucho acerca de cómo rejuvenecer sus células cuando tiene más de cuarenta años. Es muy importante hacer esto y saber cómo lograrlo con sólo realizar los ajustes necesarios en su estilo de vida. Ahora quiero hablar un poco acerca de la importancia del inicio de la vida, en el vientre y justo después. Usted probablemente ha visto algunas de las nuevas investigaciones acerca del efecto que esta etapa temprana tiene sobre nuestra salud a lo largo de nuestra vida.

Cuando a mi esposa se le diagnosticó lupus, todo cambió para mí. El maravilloso entrenamiento médico que había recibido no tenía respuestas para nosotros. Frenéticamente empecé a investigar por mi cuenta y miré todo con una mente abierta. Trágicamente, no pude aprender lo suficiente a tiempo para salvar a mi joven y hermosa pareja, pero esa experiencia me colocó en el camino de la exploración, en el cual continúo hasta la fecha. Uno de los enigmas que traté de entender con la enfermedad de mi esposa, y con la subsecuente reacción alérgica de mis hijos a la leche de vaca, era cómo fue que esto se manifestó. Ahora creo que el lupus de mi esposa fue una respuesta inmunológica al hecho de que recibió reiteradamente durante su niñez una sustancia que su cuerpo no podía digerir, la leche de vaca que se suministraba a todos los niños en la escuela primaria católica a la que asistió en Japón tras la Segunda Guerra Mundial.

En años recientes, me he interesado mucho por la ciencia emergente de la epigenética, y creo que en ella podría estar la clave de cómo su respuesta a la leche de vaca puede haber sido transmitida a sus hijos. La epigenética es la manera en que nuestros genes responden ante el ambiente y nos muestra cómo las cosas en nuestro entorno pueden afectar la forma en que nuestros genes quedan marcados y en que literalmente se encienden y apagan. Resulta ser que, una vez que los genes han sido encendidos o apagados por algo en el entorno de una persona, él o ella parece transmitirle a sus hijos esa modalidad de encendido o apagado.

Le hablé anteriormente acerca de los altos niveles de hormonas femeninas en casi toda la leche de vaca. Ahora usted podría hacer una pausa para considerar cómo estos niveles potencialmente podrían encender o apagar los genes que gobiernan los procesos de desarrollo en los niños. Otro desarrollo preocupante es el

Bisfenol A (BPA), un interruptor endocrino que imita a las hormonas del cuerpo.

De hecho, el BPA originalmente se desarrolló en los años treinta como terapia de remplazo de estrógenos. Ahora puede usarse en botellas de plástico y para recubrir muchos alimentos enlatados, como las sopas fáciles de preparar que damos a nuestros niños como comida rápida y "saludable". Desde hace años el BPA ha estado ligado con un aumento en el riesgo de cáncer, males del corazón, diabetes y obesidad. Las investigaciones han demostrado que el BPA apaga el gen que protege a las mujeres contra el cáncer de mama. Ahora se ha prohibido su uso en biberones, pero todavía prevalece en muchas en los estantes de nuestras tiendas de abarrotes.Sin pensarlo mucho, introducimos alimentos a poblaciones que históricamente no los han comido ni digerido, como pasó con los niños en Japón que recibieron leche de vaca tras la Segunda Guerra Mundial. Parecía un gesto de bondad y no hay duda de que fue regalada de buena fe.

Todo el tiempo las madres se me acercan y me preguntan qué pueden hacer por sus hijos con autismo. Muchos de esos niños tienen problemas de digestión, y es ampliamente aceptado que ciertas dietas pueden causar mejoría en el estado de los niños, así que les doy consejos de alimentación. Aunque estos consejos ayudan, sólo son para manejar la salud de estos niños, no para curarlos.

Voy a decir algo radical: a las mamás de todas partes del mundo les han dicho que los ultrasonidos son seguros, además de ser una manera divertida de observar el desarrollo de su feto. ¿Qué pasaría si la ciencia de la epigenética comprobara, en un año o dos o cinco, que esas ondas de ultrasonido de hecho estaban dañando el genoma del niño de maneras tan sutiles que no se podían percibir con ninguno de los medios que actualmente conocemos? ¿Qué pasaría si aprendiéramos que esas fotos tomadas en el vientre hubieran cambiado el potencial de desarrollo de nuestros niños para siempre?

La vida de un niño en el vientre es algo valioso. Esa vida es el futuro de toda la humanidad. Quiero decirle a todo el mundo que nutra esa vida en gestación y que trate con delicadeza a las madres jóvenes al darles el apoyo que necesitan para estar conscientemente embarazadas. Necesitamos unirnos para darles a los jóvenes nuestro amor y apoyo. Esto debe ser una prioridad nacional de salud. Yo tengo setenta y tantos años y quiero trabajar con todos ustedes para convertir este planeta en un lugar mejor y dejárselo a nuestros hijos y nietos.

Glosario

Antibiótico: sustancia o compuesto que mata o inhibe el crecimiento de bacterias.

Apoptosis: muerte celular programada, o suicidio de las células.

ATP (trifosfato de adenosina): molécula que transporta energía química dentro de las células para el metabolismo.

Autofagia: proceso por medio del cual los patógenos que penetran en las células, tras escapar a los ataques de sustancias antibacterianas y antivirales, son destruidos a nivel molecular. Los patógenos son identificados dentro de la célula, colocados en bolsas y destruidos por las enzimas.

Bacterias: un grupo grande de microorganismos unicelulares, procariotas.

Célula efectora: célula T activada.

Célula T: células que pertenecen a un grupo de glóbulos blancos conocidos como linfocitos, que juegan un papel central en la inmunidad regulada por las células. Cuentan con receptores especiales en su superficie celular llamados receptores de las células T (RCT).

Células macrófagas: los primeros glóbulos blancos en reaccionar ante virus invasores y su trabajo literalmente consiste en capturar y devorar patógenos.

Enzimas: sustancias proteicas involucradas como catalizadoras en todas las fases de nuestras actividades relacionadas con la vida.

Fitoquímicos: compuestos químicos como el beta-caroteno presentan de manera natural en las plantas. Por lo general, el término se usa para referirse a aquellos químicos que podrían afectar la salud, pero que todavía no se han establecido como nutrientes esenciales.

Hongo: miembro de un grupo grande de organismos eucarióticos que incluye microorganismos como levaduras y moho, así como los hongos más conocidos.

Lactobacilos: una parte importante del grupo de las bacterias del ácido láctico que convierten la lactosa y otros azúcares en ácido láctico al volver ácido su entorno para inhibir el crecimiento de algunas bacterias perjudiciales.

Linfoquinas: producidas por las células T para dirigir la respuesta del sistema inmunológico al permitir el intercambio de señales entre sus células y atraer a otras implicadas en la inmunidad, como los macrófagos y otros linfocitos, hacia un sitio infectado para atacar a los invasores.

Lisosoma: enzima que actúa para degradar los alimentos en las células de los animales, a fin de volverlos más fáciles de digerir. (En la levadura y las plantas, las mismas funciones son efectuadas por las vacuolas líticas.)

Microbio: organismo microscópico, demasiado pequeño para ser visto por el ojo humano por sí solo.

Mitocondrias: a veces descritas como "plantas de energía de las células" porque generan la mayoría de la dotación de adenosin trifosfato (ATP) de la célula, usado como fuente de energía química.

Neutrófilos: glóbulos blancos que devoran patógenos invasores.

Nuevas enzimas: término acuñado por el doctor Shinya para las enzimas que realizan la labor de desintoxicación en animales, plantas y microorganismos. Eligió llamarlas "nuevas enzimas" porque que ayudan a renovar las células de los organismos vivientes.

Organismo eucariótico: organismo compuesto por células con ADN dentro de un núcleo.

Patógenos: organismos infecciosos. Incluyen bacterias (como estafilococo), virus (como polio) y hongos (como la levadura).

Procariota: organismo compuesto por células que no tienen el ADN contenido en un núcleo.

Proteosoma: enzima que degrada las proteínas innecesarias o dañadas por medio de una reacción química llamada proteolisis, que rompe las uniones de péptidos.

Receptores tipo tol (TLR): tipo de proteínas que desempeñan un papel clave en el sistema inmunológico innato. Estos receptores atrapan invasores externos y secretan sustancias antibacterianas y antivirales. Esta función no se limita a la célula invadida. Gracias al trabajo del sensor, otras células cercanas reciben la notificación de este peligro y todas esas células emiten sustancias antibacterias y antivirus dirigidas a los patógenos.

Síndrome metabólico: combinación de desórdenes médicos, quizá causados por estrés prolongado, que incrementa el riesgo de desarrollar enfermedades cardiovasculares o diabetes.

Sistema inmunológico innato: nuestro sistema inmunológico más antiguo desde el punto de vista evolutivo. Nuestros sistemas inmunológicos innatos proporcionan defensa inmediata contra la infección. Este sistema opera de manera continua para ayudarnos a estar libres de enfermedades la mayoría del tiempo.

Sistema ubiquitina-proteosoma: parte del sistema inmune innato por medio del cual la enzima proteosoma marca la "proteína defectuosa" y se dirige específicamente hacia esas proteínas para descomponerlas o destruirlas.

Virus: pequeño agente infeccioso que sólo puede replicarse dentro de las células de otros organismos.

Acerca del autor

El doctor Hiromi Shinya es un gastroenterólogo acla-
mado a nivel mundial, al que se atribuye haber inven-
tado la colonoscopía y el bucle de alambre que permite
retirar pólipos sin necesidad de cirugía invasiva. El
doctor Shinya fue profesor de cirugía en el Colegio
de Medicina Albert Einstein y jefe de endoscopía en el
Centro Médico Beth Israel, así como consejero para
el Hospital Maeda y la Clínica Gastrointestinal Han-
zomon en Japón.

En años recientes, el doctor Shinya ha dirigido su
atención y su ingeniosa mente hacia las maneras en
que podemos trabajar con nuestro cuerpo para forta-
lecer y preservar nuestra salud. Gracias a sus múltiples
años de experiencia en relacionar la salud del colon de
miles de personas con sus respectivos estilos de vida
y dietas, el doctor Shinya ha hecho algunos descubrimientos emocionantes.

Sus libros anteriores, *La enzima prodigiosa* y *El factor del microbio*, han sido *bestsellers* internacionales.

Nuevas investigaciones demuestran que las células senescentes, que empiezan a envejecer (yo las llamo zombis), pueden provocar numerosos efectos del envejecimiento. Muchos investigadores habían pensado que estas células simplemente eran desechos muertos y no perjudiciales que flotaban en el cuerpo. Ahora empiezan a darse cuenta de que esas células dañadas y sucias no están muertas en absoluto, sino que, de hecho, pueden ser una de las razones por las que nuestro cuerpo envejece.

Este ejemplar se terminó de imprimir en Junio de 2013,
En Impresiones en Offset Max S.A. de C.V.
Catarroja 443 Int. 9 Col. Ma. Esther Zuno de Echeverría
Iztapalapa, C.P. 09860, México, D.F.